Fasting

Mode d'emploi

Le guide du jeûne intermittent le plus complet pour perdre du poids naturellement, gagner en énergie et vivre plus longtemps en meilleure santé sans souffrir de la faim !

Michèle COHEN
© 2020 Michèle COHEN

Tous les droits sont réservés. Aucune partie de ce livre ne peut être reproduite ou transmise sous quelque forme que ce soit par quelque moyen que ce soit, électronique, mécanique, par photocopie, enregistrement ou autrement, sans l'autorisation écrite préalable de l'éditeur.

Clause de non-responsabilité

Les informations contenues dans cet ouvrage sont distribuées « telles quelles », sans garantie. Bien que toutes les précautions aient été prises lors de la préparation du livre, ni l'auteur ni l'éditeur ne sauraient être tenus pour responsables envers toute personne ou entité des dommages causés ou supposés être causés directement ou indirectement par les instructions contenues dans ce livre ou par les produits qui y sont décrits.

Table des matières

Introduction **9**
Chapitre 1 : Comprendre le jeûne intermittent **11**
    Pourquoi jeûner ? -- 13
    Pourquoi le jeûne intermittent fonctionne-t-il ? ------------------ 15
    Devriez-vous jeûner ? --- 19
Chapitre 2 : Types et programmes de jeûne intermittent **21**
    Types de jeûne --- 22
    Programmes de jeûne intermittent--------------------------------- 25
Chapitre 3 : Bienfaits du jeûne intermittent pour la santé **39**
    Le jeûne et le mode de vie sain -------------------------------------- 49
    Le jeûne et la perte de poids --- 50
    Le jeûne et la graisse viscérale -------------------------------------- 51
    Le jeûne et les régimes alimentaires ------------------------------- 52
    Le jeûne et les femmes --- 53
    Le jeûne et l'hormone de croissance ------------------------------- 54
    Le jeûne et l'autophagie -- 55
    Le jeûne et le cholestérol --- 57
    Le jeûne et le mode famine-- 59
    Le jeûne et les boissons -- 60
    Le jeûne et le rythme circadien ------------------------------------- 61
    Le jeûne et la perte musculaire-------------------------------------- 63
    Le jeûne et le diabète-- 65
    Le jeûne et les maladies chroniques-------------------------------- 67
    Le jeûne et l'exercice -- 69
Chapitre 4 : Comment se préparer au jeûne intermittent ? **75**
Chapitre 5 : Comment réussir le jeûne intermittent ? **83**
Chapitre 6 : Quelle alimentation en jeûne intermittent ? **107**
    Maintenir un ratio de glucides, de protéines et de lipides --------108
    L'importance des micronutriments --------------------------------109

Alimentation d'un régime cétogène ---------- 110
Alimentation d'un régime Paléo ---------- 111
Alimentation d'un régime Low-FODMAP ---------- 112
Alimentation d'un régime Low-Carb ---------- 113
Céréales ---------- 114
Produits laitiers ---------- 116
Viande et volaille ---------- 117
Œufs ---------- 119
Fruits de mer ---------- 120
Fruits et légumes ---------- 122
Gras et huiles ---------- 124
Sucre ---------- 125

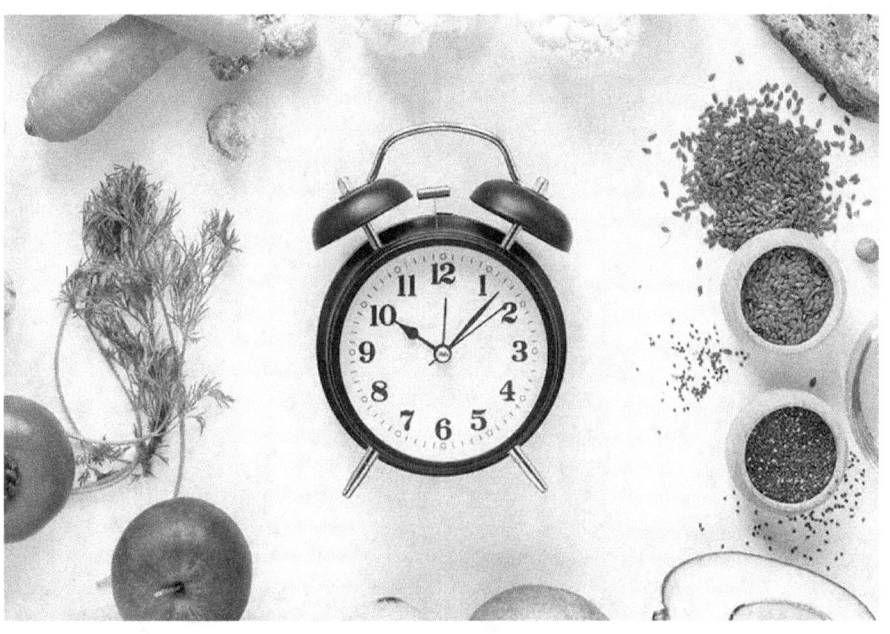

Introduction

Le jeûne intermittent est actuellement l'une des tendances les plus populaires au monde en matière de santé et de remise en forme. Il est utilisé pour perdre du poids, améliorer la santé en général et simplifier le mode de vie.

De nombreuses études montrent qu'il peut avoir de puissants effets sur le corps et le cerveau et peut même aider à vivre plus longtemps !

Ce guide vous fournira toutes les informations dont vous avez besoin pour vous lancer dans la pratique du jeûne intermittent. Nous verrons en quoi consiste ce jeûne, ses avantages pour la santé, comment suivre ce programme alimentaire, et bien d'autres choses encore. Nous répondrons également à certaines questions courantes sur le jeûne, afin que vous soyez parfaitement préparé pour commencer.

Le jeûne intermittent peut être une excellente option pour ceux qui ont eu du mal à perdre du poids dans le passé et qui veulent quelque chose qui leur convienne vraiment maintenant.

Le plus beau dans le jeûne intermittent, c'est qu'il ne vous oblige pas à renoncer à vos aliments préférés ! Vous apprendrez à changer QUAND manger, pour ne pas avoir à changer CE que vous mangez !

L'objectif de ce guide est de vous fournir tout ce que vous devez savoir sur le jeûne intermittent, afin de pouvoir vous lancer correctement dès aujourd'hui.

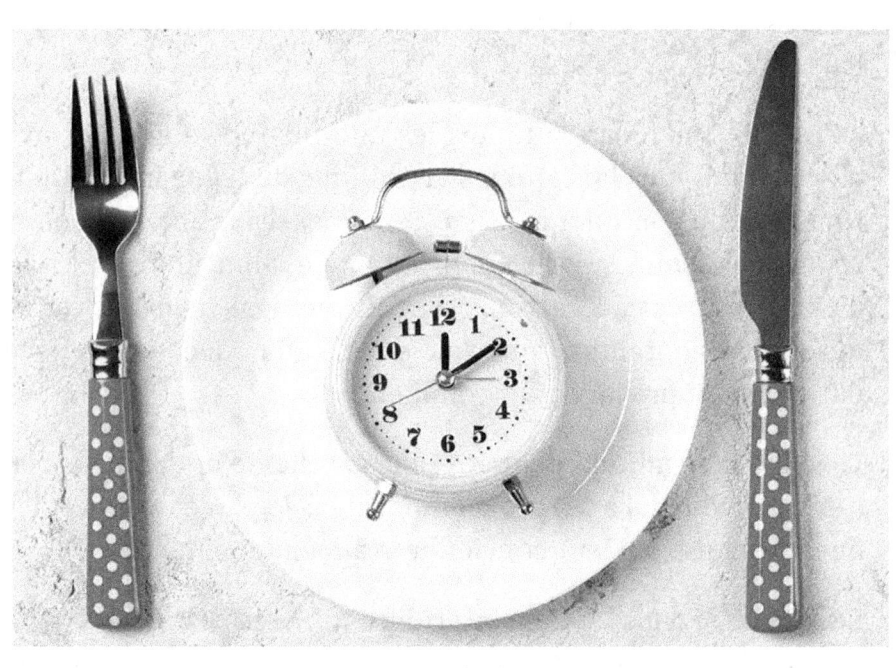

Chapitre 1 : Comprendre le jeûne intermittent

Le jeûne intermittent consiste en un cycle d'alimentation entre les périodes où l'on est autorisé à manger et les périodes où l'on est censé jeûner. Ce type de régime ne précise pas nécessairement les aliments que vous pouvez manger, mais plutôt les moments où vous devez manger. Bien sûr, si vous voulez perdre du poids ou être en meilleure santé, il est préférable de manger des aliments qui sont bons pour vous et nutritifs. Cependant, avec le jeûne intermittent, il ne va pas énumérer spécifiquement les aliments que vous pouvez et ne pouvez pas manger.

Il existe différentes formes de jeûne intermittent, mais elles divisent toute votre journée ou votre semaine en périodes de repas et en périodes de jeûne. Ce que vous pouvez être surpris de savoir que la plupart d'entre nous jeûnent déjà chaque jour quand nous dormons ! Vous pourriez prolonger un peu plus longtemps le temps de jeûne naturel. Par exemple, vous pouvez décider de sauter le petit-déjeuner et de prendre votre premier repas à midi et votre dernier repas à 20 heures. Cela serait considéré comme une forme de jeûne intermittent.

Avec cette méthode, vous jeûnez techniquement pendant seize heures par jour et ne mangez ensuite que pendant une période de huit heures par jour. Cette forme de jeûne, également connue sous le nom de méthode 16:8, est l'une des options les plus populaires en matière de jeûne intermittent.

Malgré ce que vous pensez peut-être en ce moment, le jeûne intermittent est en fait plus facile que vous ne le pensez. Il ne nécessite pas une grande planification et d'innombrables personnes qui ont suivi ce régime rapportent qu'elles se sentent mieux et ont plus d'énergie lorsqu'elles sont à jeun. Au début, vous aurez peut-être un peu de mal à supporter la faim, mais il ne faudra pas longtemps avant que votre corps s'adapte et s'habitue.

La chose la plus importante à retenir est que lorsque vous êtes en période de jeûne, vous n'avez pas le droit de manger. Vous pouvez toujours boire des boissons pour vous hydrater. Parmi les options possibles, on trouve le thé, le café, l'eau et d'autres boissons non caloriques. Certaines formes de ce jeûne permettent de manger un peu pendant les périodes de jeûne, mais la plupart ne le font pas. Si vous le souhaitez, vous pouvez prendre un supplément pendant ce jeûne, à condition qu'il ne contienne pas de calories.

Pourquoi jeûner ?

La question suivante que vous vous posez peut-être est de savoir pourquoi vous devriez envisager de jeûner en premier lieu. Les êtres humains traversent en fait des périodes de jeûne depuis de nombreuses années. Parfois, ils le font parce que c'est une nécessité, car ils ne trouvent pas de nourriture à manger. Il y a aussi eu des périodes où le jeûne était pratiqué pour des raisons religieuses. Des religions telles que le bouddhisme, le christianisme et l'islam imposent une forme de jeûne. De plus, il est naturel de jeûner quand on se sent malade.

Bien que le jeûne ait parfois une connotation négative, il n'y a vraiment rien de contre nature dans le jeûne. En fait, notre corps est bien équipé pour faire face aux moments où nous devons nous passer de manger. Il existe un certain nombre de processus à l'intérieur du corps qui changent lorsque nous jeûnons. Cela permet à notre corps de continuer à fonctionner pendant les périodes de famine.

Lorsque nous jeûnons, nous obtenons une réduction significative des niveaux d'insuline et de sucre dans le sang, ainsi qu'une augmentation drastique de ce que l'on appelle l'hormone de croissance humaine. Alors qu'à l'origine, cette mesure était prise lorsque la nourriture était rare, elle est aujourd'hui utilisée pour aider les gens à perdre du poids. Avec le jeûne, brûler les graisses devient simple, facile et efficace.

Certaines personnes décident de jeûner parce que cela peut aider leur métabolisme. Ce type de jeûne est bon pour améliorer divers troubles de santé et maladies. Il existe également des preuves qui montrent comment le jeûne intermittent peut vous aider à vivre plus longtemps.

D'autres recherches montrent que le jeûne peut aider à se protéger contre diverses maladies telles que la maladie d'Alzheimer, le cancer, le diabète de type 2 et les maladies cardiaques. Et puis, il y a ceux qui choisissent le jeûne intermittent parce qu'il convient à leur mode de vie. Le jeûne peut être un véritable enjeu de vie. Par exemple, moins vous avez de repas à préparer, plus votre vie sera simple.

Pourquoi le jeûne intermittent fonctionne-t-il ?

Le jeûne intermittent est la pratique qui consiste à programmer ses repas de manière à ce que son corps en tire le meilleur parti. Plutôt que de réduire de moitié votre apport calorique, de vous priver de tous les aliments que vous aimez ou de plonger dans un régime à la mode, le jeûne intermittent est une façon simple, logique et saine de manger qui favorise la perte de graisse. Il existe de nombreuses façons d'aborder le jeûne intermittent, mais il est essentiellement défini comme un mode d'alimentation spécifique. Cette méthode met l'accent sur le changement du moment où vous mangez, plutôt que sur ce que vous mangez.

Lorsque vous commencez le jeûne intermittent, vous conservez très probablement le même apport calorique, mais plutôt que de répartir vos repas sur toute la journée, vous prenez des repas plus copieux pendant une période plus courte. Par exemple, plutôt que de prendre 3 à 4 repas par jour, vous pouvez prendre un copieux repas à 11 heures, puis un autre copieux repas à 18 heures, sans repas entre 11 heures et 18 heures, et après 18 heures, sans repas jusqu'à 11 heures le lendemain. Ce n'est là qu'une des méthodes de jeûne intermittent, et d'autres seront détaillées dans ce livre dans les chapitres suivants. Cependant, vous devez d'abord comprendre pourquoi cette méthode fonctionne.

Le jeûne intermittent est une méthode utilisée par de nombreux culturistes, athlètes et gourous du fitness pour maintenir leur masse musculaire à un niveau élevé et leur pourcentage de graisse corporelle à un faible niveau. Il s'agit d'une stratégie simple qui vous permet de manger les aliments que vous aimez, tout en favorisant la perte de graisse et le gain ou le maintien de la masse musculaire. Le jeûne intermittent peut être pratiqué à court ou à long terme, mais les meilleurs résultats proviennent de l'adoption de cette méthode dans votre vie quotidienne.

Bien que le mot jeûne puisse inquiéter la plupart des gens, le jeûne intermittent n'équivaut pas à se priver de nourriture. Pour comprendre les principes d'un jeûne intermittent réussi, nous allons d'abord passer en revue les deux états de digestion du corps : l'état nourri et l'état de jeûne. Pendant trois à cinq heures après avoir pris un repas, votre corps est dans ce que l'on appelle l'état nourri. Pendant l'état d'alimentation, votre taux d'insuline augmente pour absorber et digérer votre nourriture. Lorsque votre taux d'insuline est élevé, il est très difficile pour votre corps de brûler les graisses. L'insuline est une hormone produite par le pancréas pour réguler le taux de glucose dans le sang. Bien que son but soit de réguler, l'insuline est techniquement une hormone de stockage. Lorsque les niveaux d'insuline sont élevés, votre corps brûle votre nourriture pour en tirer de l'énergie, plutôt que les graisses stockées, c'est pourquoi l'augmentation des niveaux d'insuline empêche la perte de poids.

Une fois les trois à cinq heures écoulées, votre corps a fini de digérer le repas, et vous entrez dans l'état post-absorption. L'état post-absorption dure entre 8 et 12 heures. Après ce laps de temps, votre corps entre dans un état de jeûne. Comme votre corps a déjà complètement transformé votre nourriture à ce stade, votre taux d'insuline est faible, ce qui rend les graisses stockées extrêmement accessibles pour être brûlé.

À l'état de jeûne, votre corps n'a plus de nourriture à utiliser comme source d'énergie, donc la graisse stockée est brûlée à la place. Le jeûne intermittent permet à votre corps d'atteindre un état avancé de combustion des graisses que vous atteindriez normalement avec un régime alimentaire moyen de trois repas par jour. Ce seul facteur explique pourquoi de nombreuses personnes constatent des résultats rapides avec le jeûne intermittent sans même modifier leur programme d'exercice, la quantité ou la nature de leur alimentation. Ils modifient simplement le moment et le rythme de leur consommation alimentaire.

Lorsque vous entamez un programme de jeûne intermittent, il peut vous falloir un certain temps pour vous mettre dans le bain. Ne vous découragez pas ! Si vous faites une erreur, reprenez votre programme de jeûne intermittent quand vous le pouvez. Évitez de vous battre ou de vous sentir coupable. Un discours négatif sur soi-même ne fera que prolonger le retour à votre rythme. Changer de mode de vie demande un effort conscient, et personne ne s'attend à ce que vous le fassiez parfaitement tout de suite. Si vous n'êtes pas habitué à passer de longues périodes sans manger, il vous faudra un peu de temps pour vous habituer au jeûne intermittent. Tant que vous choisissez la méthode qui vous convient, que vous restez concentré et que vous restez positif, vous vous y habituerez en un rien de temps.

Contrairement à certains autres régimes que vous pouvez suivre, le jeûne intermittent est une méthode qui fonctionne. Il utilise votre corps et son fonctionnement à son avantage pour vous aider à perdre vraiment du poids. Il est facile d'avoir un peu peur lorsque vous entendez parler de jeûne. Vous pouvez supposer que vous devez passer des jours et des semaines sans manger (et qui a vraiment la volonté de renoncer à sa nourriture pendant si longtemps, même s'il veut vraiment perdre du poids) et que ce sera trop dur pour vous.

Le jeûne intermittent est un peu différent de ce que vous pouvez imaginer. Non seulement il est vraiment difficile de jeûner pendant des semaines, mais ce n'est pas non plus bon pour le corps. Votre corps va souvent se mettre en mode de famine si vous vous trouvez à jeûner trop longtemps. Il suppose que vous êtes dans une période où vous n'avez pas beaucoup de nourriture et donc le corps va travailler à économiser les calories et à vous aider à conserver la graisse et les calories aussi longtemps que possible. Cela signifie que non seulement vous avez faim, mais aussi que vous ne perdez pas de poids.

Vous ne devez pas trop vous inquiéter de la façon dont ce jeûne intermittent fonctionnera en mode de privation. Le jeûne intermittent est efficace parce que vous n'allez pas jeûner si longtemps que le corps entre dans ce mode de famine et cesse de perdre du poids. Au lieu de cela, il fera durer le jeûne juste assez longtemps pour que vous puissiez accélérer le métabolisme.

Avec le jeûne intermittent, vous constaterez que si vous restez quelques heures sans manger (généralement pas plus de 24 heures), le corps ne va pas se mettre directement en mode de famine. Il va plutôt consommer les calories qui sont disponibles. Si vous avez mangé le bon nombre de calories pour la journée, le corps va recommencer à consommer les réserves de graisse stockées et les utiliser comme combustible. Ainsi, lorsque vous suivez un programme de jeûne intermittent, vous forcez votre corps à brûler plus de graisse sans faire de travail supplémentaire.

Devriez-vous jeûner ?

Le jeûne convient à la plupart des personnes en bonne santé, mais pour certaines, il est préférable de ne pas jeûner ou de parler à son soignant avant de commencer un jeûne.

Vous ne devriez pas jeûner si :

- Vous êtes enceinte ou vous allaitez
- Vous souffrez d'insuffisance pondérale grave ou de malnutrition
- Vous avez moins de dix-huit ans

Vous devriez parler à votre médecin avant de jeûner si vous avez des problèmes de santé :

- Vous prenez des médicaments
- Vous avez des antécédents de troubles de l'alimentation
- Vous souffrez d'une dysrégulation du cortisol ou êtes soumis à un stress important
- Vous êtes diabétique (type 1 ou type 2)
- Vous avez un RGO (reflux gastro-œsophagien pathologique)
- Vous avez la goutte

Écoutez attentivement votre corps pour déterminer si le jeûne vous convient.

Si vous vous sentez faible en énergie ou étourdi lorsque vous êtes debout, vous devrez peut-être ajuster votre période de jeûne ou consulter votre médecin pour vous assurer que votre corps peut régler correctement votre glycémie.

Gardez à l'esprit qu'il faut parfois beaucoup de temps pour que votre corps s'adapte à votre nouveau mode de vie. Il y a généralement une période de transition de trois à six semaines pendant laquelle votre corps et votre cerveau s'adaptent au jeûne. Pendant ce temps, vous pouvez ressentir la faim, l'irritabilité, la faiblesse et même la perte de libido. Il s'agit d'une réaction normale, mais si les symptômes sont graves, consultez votre médecin au cours de ces premières étapes.

Si vous vous sentez bien après la période d'adaptation, c'est un bon signe que votre corps apprécie ce que vous êtes en train de faire. Si vous vous sentez étourdi, vous avez la tête qui tourne ou vous manquez d'énergie après cette période, alors vous devriez cesser de jeûner et parler à votre médecin.

Chapitre 2 : Types et programmes de jeûne intermittent

Vous avez donc décidé d'essayer le jeûne intermittent (félicitations !), et vous devez savoir quel est l'horaire des repas. Même une simple recherche rapide en ligne vous a probablement donné une quantité d'informations énorme sur les différents types de plans, de durées, de jours, etc.

Avec une telle variété de régimes de jeûne intermittent, comment pouvez-vous déterminer celui qui vous convient le mieux ?

Ne vous inquiétez pas, nous avons rassemblé une présentation utile des différents horaires. Après tout, vous devez vous assurer que vous choisissez un programme de jeûne qui s'adapte bien à votre mode de vie et qui peut maximiser les incroyables bienfaits que le jeûne intermittent peut vous apporter sur le plan de la santé.

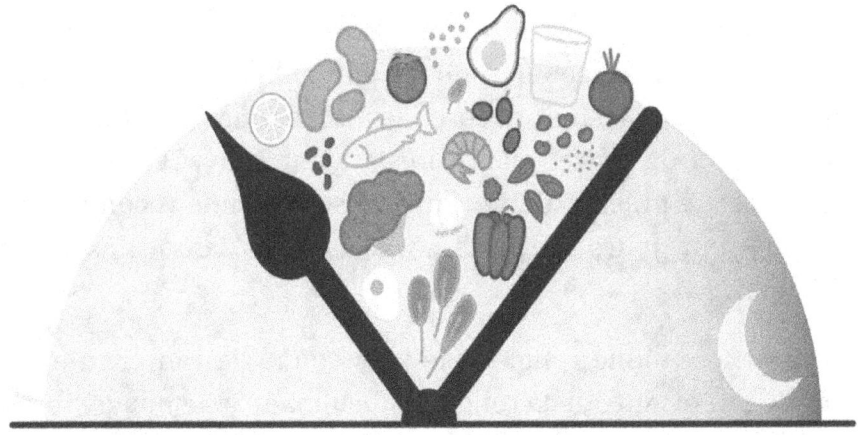

Types de jeûne

1. Le jeûne spirituel

Le jeûne a également été et demeure un élément important de diverses religions et pratiques spirituelles dans le monde. Lorsqu'il est utilisé à des fins religieuses, le jeûne est souvent décrit comme un processus de détoxification ou de purification, mais le concept de base est toujours le même : s'abstenir de manger pendant un laps de temps déterminé.

Contrairement au jeûne médical, qui est utilisé comme traitement de la maladie, le jeûne spirituel est considéré comme un catalyseur important du bien-être de tout le corps, et une grande variété de religions partagent la conviction que le jeûne a le pouvoir de guérir.

Dans le christianisme, le jeûne est un moyen de purifier l'âme pour que le corps soit pur et qu'une connexion avec Dieu puisse être établie. L'une des périodes les plus populaires que les chrétiens jeûne est le carême, la période de quarante jours entre le mercredi des Cendres et Pâques. Autrefois, ceux qui observaient le carême renonçaient à la nourriture ou à la boisson ; aujourd'hui encore, les chrétiens s'abstenaient de manger ou de boire, mais choisissaient souvent de se passer d'une chose précise. Cette pratique se veut une reconnaissance des quarante jours que Jésus-Christ a passés dans le désert, forcé à jeûner.

Peut-être le jeûne religieux le plus connu, le ramadan est une partie importante de la religion musulmane et le neuvième mois du calendrier islamique. Pendant le ramadan, les musulmans s'abstiennent non seulement de manger et de boire du crépuscule à l'aube, mais ils évitent également de fumer, d'avoir des relations sexuelles et toute autre activité qui pourrait être considérée comme un péché. La période de jeûne — et la légère déshydratation qui se produit par manque de fluides — est censée purifier l'âme des impuretés nocives afin que le cœur puisse être réorienté vers la spiritualité et éloigné des désirs terrestres. Le ramadan est considéré comme l'un des cinq piliers de l'Islam.

2. Le jeûne médical

Hippocrate, surnommé « le père de la médecine », a introduit le jeûne comme thérapie médicale pour certains de ses patients dès le cinquième siècle avant Jésus Christ. L'une de ses fameuses citations dit que « manger quand on est malade est pour alourdir sa maladie ». Il croyait que le jeûne permettait au corps de se concentrer sur la guérison, et que le fait de forcer la nourriture dans un état pathologique pouvait nuire à la santé d'une personne, car au lieu de donner l'énergie nécessaire à la guérison, votre corps utiliserait toute son énergie disponible pour digérer.

D'autre part, si les patients s'abstenaient de manger, les processus digestifs s'arrêteraient et le corps donnerait la priorité à la guérison naturelle.

3. Le jeûne thérapeutique

Certains jeûnes médicaux n'autorisaient que de l'eau et du thé sans calories pendant un mois, tandis que d'autres permettaient aux patients de consommer de 200 à 500 calories par jour. Ces calories provenaient généralement du pain, des bouillons, des jus et du lait. Les détails spécifiques du jeûne dépendaient de l'état de la personne.

Cependant, ce n'est qu'à partir des années 1900 que le jeûne a commencé à apparaître dans les revues scientifiques comme une thérapie médicale efficace contre l'obésité et d'autres maladies ; même alors, les bienfaits n'ont commencé à se faire pleinement sentir que plus récemment.

Programmes de jeûne intermittent

Une chose que de nombreuses personnes apprécient dans le jeûne intermittent, c'est qu'il vous offre beaucoup de choix. Comme nous l'avons mentionné, il existe plusieurs façons de faire un jeûne intermittent, en fonction de votre emploi du temps et de votre mode de vie. Certaines personnes trouvent qu'elles ont quelques jours très chargés en semaine et qu'elles vont donc jeûner ces jours-là. D'autres aiment l'idée de limiter leur fenêtre d'alimentation et de faire un petit jeûne chaque jour.

Le programme de jeûne que vous choisissez ne dépend que de vous. Tous les programmes peuvent être efficaces et vous apporteront certains des avantages que vous recherchez. Examinons quelques-unes des options de jeûne qui s'offrent à vous, afin que vous puissiez choisir celle qui vous convient le mieux.

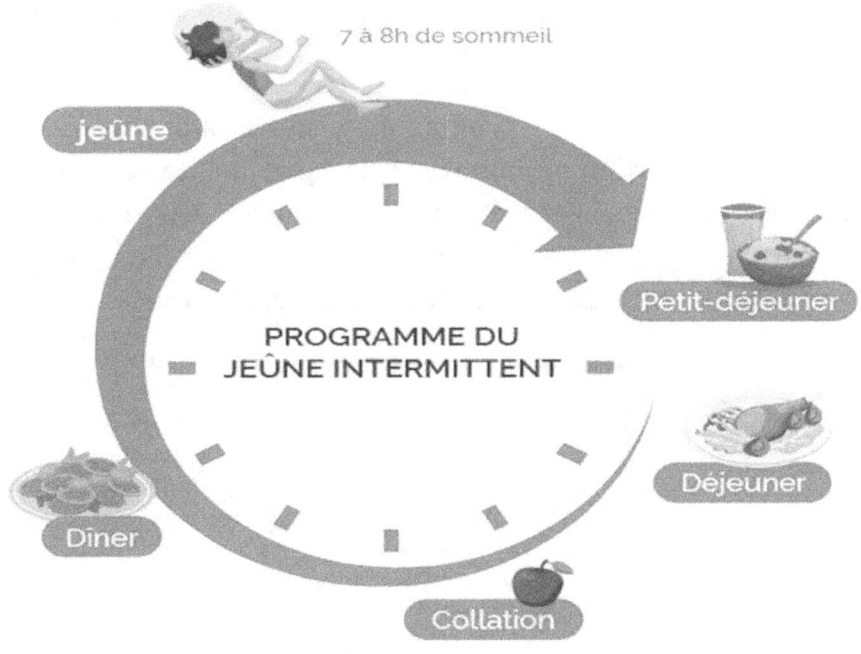

Le programme 16:8

C'est sans doute la forme de jeûne intermittent la plus populaire. Elle combine une fenêtre de 8 heures pour manger avec une période de jeûne de 16 heures. Par exemple, le fait de ne manger qu'entre midi et 20 heures constitue une fenêtre de huit heures.

Avantages : C'est l'horaire le plus courant pour une bonne raison. Il s'intègre assez facilement dans la plupart des modes de vie, puisque vous pouvez choisir de sauter le petit-déjeuner ou le dîner, selon vos préférences personnelles. En outre, vous dormez pendant une bonne partie de la période de jeûne, ce qui facilite les choses.

Inconvénients : 16 heures de jeûne peuvent être longues à passer sans nourriture lorsque vous êtes novice et il faut parfois un peu de temps à votre corps pour s'adapter à cet horaire. Au bout d'une ou deux semaines, la plupart des gens n'ont pratiquement plus de sensation de faim ni d'autres effets secondaires.

À qui s'adresse-t-il ? Ce programme convient à presque tout le monde, mais surtout si vous avez déjà expérimenté des périodes de jeûne plus courtes, vous pouvez essayer celui-ci. Pour la plupart des gens, huit heures de repas sont un bon choix, car elles sont gérables tout en procurant des avantages notables.

Le programme 12:12

Pour toute personne qui ne connaît pas encore le jeûne, un régime alimentaire à 12:12 est généralement la meilleure façon de commencer. Autrefois, il était tout à fait normal de jeûner pendant 12 heures. Dîner vers 19 heures, petit-déjeuner à 7 heures. C'est l'avènement des aliments congelés et des collations tardives, sans parler des journées de travail plus longues qui obligent les gens à se coucher plus tard.

Soudain, nous mangeons 24 heures sur 24, et cela fait des ravages sur notre taux de sucre dans le sang et sur notre tour de taille. Saviez-vous que votre corps ne passe de l'état « nourri » à l'état « jeûné » qu'environ 4 heures après la fin de votre dernier repas ?

Avantages : Cet horaire ne demande qu'un effort minimal. C'est un excellent moyen de ramener votre corps à ce qui est plus naturel pour lui (en donnant à votre système digestif une pause pendant la nuit). De plus, vous dormirez probablement mieux et vous ne ressentirez probablement pas de sensation de faim avec une si petite fenêtre de jeûne.

Inconvénients : comme la période de jeûne est relativement courte, vous ne constaterez probablement pas autant de bienfaits pour la santé aussi rapidement que si vous aviez un régime avec une période de jeûne plus longue. En effet, il faut généralement à votre corps entre 8 et 10 heures après votre dernier repas pour atteindre un état de jeûne. Ce n'est qu'à ce moment-là que vous entrez en mode de combustion des graisses. Ainsi, avec un jeûne de 12 heures, vous ne serez en mode « brûleur de graisses » que pendant 2 à 3 heures.

À qui s'adresse-t-il ? Tous ceux qui ne connaissent pas le jeûne ou qui ont du mal à se passer de nourriture pendant trop longtemps.

Le jeûne de 20 heures

Un programme de jeûne de 20 heures a été popularisé par le « régime des guerriers », créé par Ori Hofmekler. Inspiré par les habitudes alimentaires des anciens guerriers spartiates et romains, ce régime vous oblige à manger toute votre nourriture dans un délai de quatre heures. Par exemple, ne manger qu'entre 14 h et 18 h. Le régime des guerriers encourage également à privilégier l'entraînement par intervalles à haute intensité et à suivre un régime alimentaire non transformé.

Avantages : Comme il s'agit d'un programme de jeûne intermittent assez condensé, il peut très bien convenir aux personnes ayant un mode de vie mouvementé. Vous n'avez à vous soucier de la préparation et de la consommation des aliments que pendant 4 heures par jour, et le reste de la journée, vous pouvez vous concentrer sur tout le reste. En outre, de nombreuses personnes déclarent avoir un sommeil très profond et reposant lorsqu'elles suivent ce plan.

Inconvénients : il peut être difficile pour certaines personnes de passer 20 heures complètes sans consommer de calories, surtout lorsque vous commencez tout juste à jeûner.

À qui s'adresse-t-il ? Quelqu'un qui a déjà une certaine expérience du jeûne intermittent, mais qui cherche des résultats plus rapides. Il existe également des témoignages en ligne de personnes qui ont commencé avec le plan 16:8, mais qui ont constaté qu'elles éprouvaient encore des envies de sucre et un désir de trop manger pendant la période de 8 heures. Ces personnes ont trouvé le régime des guerriers très efficace, car il est presque impossible de trop manger pendant une période de 4 heures, étant donné l'espace limité dans votre ventre !

Le jeûne de 24 heures

Également appelé régime « manger, arrêter, manger » ou « Eat-Stop-Eat », le jeûne de 24 heures consiste à ne pas manger pendant 24 heures, généralement une ou deux fois par semaine. Vous jeûniez donc du dîner d'un jour au dîner du lendemain. Ou du petit-déjeuner au petit-déjeuner ou du déjeuner au déjeuner, selon votre préférence. Si vous dînez à 19 heures ce soir et que vous ne mangez plus jusqu'à 19 heures le lendemain, vous venez de terminer un jeûne de 24 heures.

Avantages : Celui-ci peut être très complémentaire à une journée de travail bien chargée. Disons que vous avez une journée très chargée au bureau ou peut-être une journée complète de voyage. Au lieu de vous stresser pour savoir quand et quoi manger au milieu de votre journée chaotique, faites simplement une pause. Ne vous souciez pas de manger toute la journée, jusqu'à ce que vous rentriez chez vous pour le dîner.

Inconvénients : vous ne pouvez pas faire cela tous les jours. Il n'est pas recommandé de faire un jeûne de 24 heures plus de deux fois par semaine.

À qui s'adresse-t-il ? Les personnes dont l'emploi du temps est chargé pourraient bénéficier de l'élimination du stress lié à la recherche, la préparation, la consommation et le nettoyage des aliments pendant toute une journée, deux jours par semaine.

Le régime rapide 5:2

Le régime 5:2, ou le régime rapide est un peu différent de la plupart des programmes traditionnels de jeûne intermittent. Au lieu de vous abstenir complètement de manger pendant une période de jeûne donnée, vous limitez simplement vos calories de façon spectaculaire pendant un certain temps. Plus précisément, vous mangez normalement pendant 5 jours de la semaine. Les deux autres jours (à votre choix), les femmes limitent leurs calories à 500 pour la journée, et les hommes restent en dessous de 600 calories par jour.

Avantages : vous n'avez jamais à faire face à de longues périodes où vous n'êtes pas autorisé à manger quoi que ce soit. C'est un excellent plan pour faciliter votre entrée dans le concept de jeûne, sans pour autant vous plonger dans le vif du sujet.

Inconvénients : deux jours de faible apport calorique signifient que vous devez être assez précis pour compter les calories deux fois par semaine, ce qui peut être pénible. Cela signifie que vous devez vérifier le contenu calorique de tout ce que vous mangez, mesurer la taille de vos portions et garder une trace tout au long de la journée.

À qui s'adresse-t-il ? Les personnes qui apprécient le processus de comptage et de suivi des calories. C'est aussi un excellent plan pour tous ceux qui sont découragés par la perspective de devoir affronter des fringales pendant le jeûne parce que vous ne devez jamais vous passer de nourriture dans le cadre de ce plan.

Régime rapide de 3 jours

Tim Ferriss a mis au point un mode de jeûne de trois jours qui vise à accélérer le passage à la cétose, également appelée mode de brûlage des graisses. Voici à quoi cela correspond :

Arrêtez de manger avant 18 heures le jeudi. Le vendredi matin, buvez de l'eau tout en faisant une marche de 3 à 4 heures. Cela devrait épuiser les réserves restantes de glycogène de votre corps, qui vous fera alors passer en cétose. Vous ne mangez rien de la journée du vendredi et du samedi, mais Tim recommande de prendre un complément d'huile de TCM ou d'autres sources de cétones. Vous continuez votre jeûne dans la journée le dimanche et le rompez ensuite avec le dîner du dimanche soir, vers 18 heures. Le protocole de Tim recommande de faire ce genre de jeûne de trois jours une fois par mois.

Avantages : Ce plan a prouvé qu'il permettait de faire tomber les gens dans la cétose beaucoup plus rapidement que les autres programmes.

Inconvénients : jeûner plusieurs jours d'affilée n'est pas facile pour les débutants. Vous devez également planifier votre journée de manière à pouvoir faire une longue promenade le premier jour complet de jeûne. Et il faut absolument s'attendre à ce que le jeûne ait pour effet secondaire de diminuer le niveau d'énergie.

À qui s'adresse-t-il ? Tous ceux qui sont très motivés pour bénéficier des avantages du jeûne intermittent. Si vous avez déjà expérimenté d'autres programmes et que vous cherchez peut-être un coup de pouce pour franchir un palier, ce programme est peut-être fait pour vous.

Jeûne alterné

Ce programme de jeûne intermittent est en fait un plan hybride, où vous pouvez choisir soit le programme 16:8, soit le jeûne de 12 heures, soit le jeûne de 20 heures. Ainsi, au lieu de suivre ce plan tous les jours, vous ne respecterez la période de jeûne choisie qu'un jour sur deux.

Avantages : Cette approche tend à rendre tout programme de jeûne intermittent beaucoup plus gérable et personnalisable.

Inconvénients : il faudra peut-être un peu plus de temps pour en voir les avantages, car vous ne passerez pas tous les jours à l'état de jeûne. Attention : cela ne signifie pas que vous n'en retirerez aucun bénéfice ! Beaucoup de gens obtiennent des résultats impressionnants avec le jeûne d'un jour sur deux, et ils le trouvent beaucoup plus facile à maintenir.

À qui s'adresse-t-il ? Toute personne qui n'est pas prête à s'engager dans un programme complet de jeûne intermittent tous les jours. En outre, cette approche semble certainement mieux fonctionner pour certaines femmes.

Programme de 36 heures

Il s'agit d'une approche de jeûne plus intense, généralement déployée dans des situations où il y a une surveillance médicale et où vous essayez de soutenir un taux de sucre sanguin sain.

Voici à quoi cela se résume : finissez de dîner avant 19 heures ce soir, ne mangez pas du tout demain, puis prenez votre petit-déjeuner après 7 heures du matin après-demain. Le Dr Jason Fung a utilisé ce protocole avec beaucoup de succès auprès de ses patients.

Avantages : Excellent taux de réussite, sur le long terme, pour soutenir un taux de glycémie sain.

Inconvénients : Assez difficile à mettre en œuvre.

À qui s'adresse-t-il ? Principalement recommandé à ceux qui tentent de maintenir un taux de glycémie sain.

Saut de repas spontané

Vous pouvez l'essayer si vous voulez préparer votre corps au jeûne intermittent ou si vous ne voulez pas passer beaucoup de temps à vous inquiéter de savoir quand vous pouvez manger. Avec ce jeûne, vous n'avez pas à vous soucier de suivre l'un des plans de jeûne intermittent les plus structurés. Vous sautez simplement quelques repas de temps en temps. Vous pouvez le faire lorsque vous n'avez pas faim ou lorsque vous êtes trop occupé pour prendre un repas. C'est un véritable mythe que de devoir manger quelque chose toutes les quelques heures pour éviter de mourir de faim.

Le corps est bien adapté pour supporter de longues périodes sans manger. Le fait de manquer quelques repas, surtout si vous n'avez pas faim ou si vous êtes trop occupé, n'est pas nuisible à votre corps.

Chaque fois que vous finissez par sauter un ou deux repas, vous êtes techniquement à jeun. Si vous êtes trop occupé pour prendre un petit-déjeuner en sortant, veillez simplement à manger un déjeuner et un dîner sains. Si vous êtes en déplacement pour faire des courses et que vous ne trouvez pas d'endroit où manger, vous pouvez vous passer d'un repas. Cela ne vous fera aucun mal et vous fera gagner du temps.

Vous n'obtiendrez probablement pas d'aussi bons résultats que certaines des autres options, mais c'est mieux que rien et c'est beaucoup plus facile à utiliser. Essayez peut-être de sauter un ou deux repas pendant la semaine ou de manquer certains repas lorsque cela vous convient.

Comme vous pouvez le constater, il existe plusieurs options différentes avec lesquelles vous pouvez commencer lorsque vous êtes prêt à passer au jeûne intermittent. Certaines d'entre elles seront plus faciles que d'autres, et certaines s'adapteront peut-être mieux à votre emploi du temps. Vous devrez choisir le jeûne le plus facile pour vous dans votre vie quotidienne.

Quel plan allez-vous suivre ?

Parfois, il ne suffit pas de savoir quel plan s'adapte le mieux à votre horaire. Afin de profiter des bienfaits durables du jeûne intermittent, vous devrez vous y tenir. Vous devrez trouver un plan qui correspond à votre emploi du temps. Si la méthode 16:8 semble la meilleure en théorie, mais que vous savez que vous auriez de la difficulté à rester seize heures sans nourriture, alors peut-être qu'un protocole modifié de jeûne d'un autre jour est préférable pour vous.

Ne vous mettez pas trop de pression pour être parfait ou pour suivre un certain protocole à la lettre, surtout au début. L'adaptation au jeûne intermittent peut prendre un certain temps, surtout si vous avez l'habitude de manger de petits repas toute la journée. Soyez doux avec vous-même et donnez-vous le temps de vous adapter et de vous ajuster.

Vous pouvez utiliser les méthodes décrites pour créer votre propre protocole, ou vous pouvez même mélanger les protocoles au fur et à mesure. Par exemple, vous pouvez suivre les bases de la méthode 16:8, mais rapidement pendant treize à quatorze heures au lieu de seize.

Vous pouvez utiliser Eat Stop Eat comme modèle, mais rapide pendant seize ou dix-huit heures pendant quelques jours chaque semaine jusqu'à ce que vous pouvez travailler votre chemin jusqu'à un jeûne de vingt-quatre heures.

Rappelez-vous que la seule façon de faire fonctionner l'une ou l'autre de ces méthodes, c'est si vous pouvez vous y tenir. Modifier l'un des protocoles pour pouvoir s'y tenir à long terme vaut mieux que d'essayer de suivre un protocole exactement tel qu'il est écrit et de cesser de fumer après quelques semaines parce que vous êtes si frustré(e).

Chapitre 3 : Bienfaits du jeûne intermittent pour la santé

Vous pouvez choisir parmi de nombreux régimes alimentaires différents. Certains vous aident à limiter votre consommation de glucides et à vous concentrer sur les bonnes graisses et les protéines. D'autres vous aident à limiter votre consommation de graisses et à vous concentrer sur les bons glucides et les protéines.

Avec tous les choix disponibles sur le marché, et avec au moins quelques-uns d'entre eux qui sont des options valables pour perdre du poids, vous serez peut-être curieux de savoir pourquoi vous devriez opter pour le jeûne intermittent.

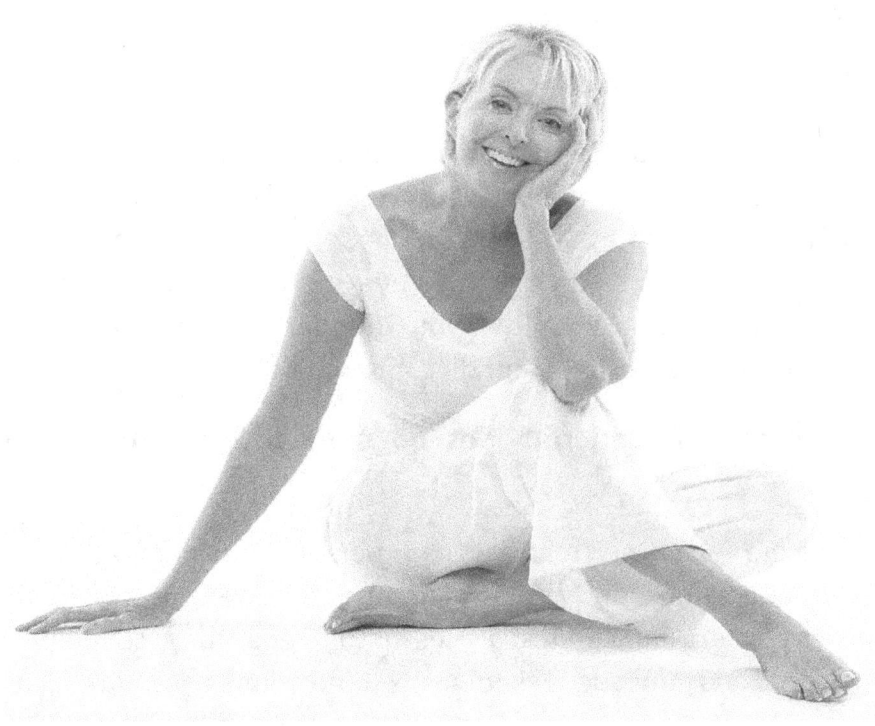

Ci-après les différents avantages du jeûne intermittent et la façon dont il peut faire une différence pour votre santé :

1. Peut favoriser la gestion du poids corporel

En entraînant votre corps à brûler les graisses pour obtenir de l'énergie, le jeûne intermittent peut exploiter les mécanismes naturels de perte de poids de votre corps. De plus, la simplicité du plan signifie que vous êtes beaucoup plus susceptible de le respecter !

Lorsque vous pratiquez le jeûne intermittent et que vous réussissez à faire passer votre corps en mode de combustion des graisses, votre corps utilise en fait l'adrénaline pour libérer le glycogène stocké et accéder aux graisses à brûler. Cette augmentation du taux d'adrénaline peut contribuer à stimuler votre métabolisme.

2. Peut booster votre énergie

Contrairement à de nombreux régimes de restriction calorique qui peuvent vous donner l'impression d'être léthargique, le jeûne intermittent est conçu pour soutenir des niveaux d'hormones sains afin que vous ayez toujours facilement accès aux graisses stockées pour vous donner de l'énergie. Fini les périodes de ralentissement de l'après-midi !

3. Modifie la fonction des hormones, des gènes et des cellules

Lorsque vous ne mangez pas pendant un certain temps, plusieurs choses arrivent à votre corps. Par exemple, votre corps commence à lancer des processus de réparation cellulaire et modifie certains de vos niveaux d'hormones, ce qui facilite l'accès à la graisse corporelle stockée. D'autres changements peuvent se produire dans l'organisme :

- Les niveaux d'insuline : Le taux d'insuline diminue considérablement, ce qui permet à l'organisme de brûler plus facilement les graisses.
- L'hormone de croissance humaine : Les taux d'hormone de croissance dans le sang peuvent augmenter considérablement. Des niveaux plus élevés de cette hormone peuvent aider à développer les muscles et à brûler les graisses.
- Réparation cellulaire : L'organisme va lancer d'importants processus de réparation cellulaires, comme l'élimination de tous les déchets des cellules.
- L'expression des gènes : Certains changements bénéfiques se produisent dans plusieurs gènes qui vous aideront à vivre plus longtemps et à vous protéger contre les maladies.

4. Fait perdre la graisse corporelle

Le jeûne renforce la fonction hormonale pour faciliter la perte de poids. Des taux d'hormones de croissance plus élevés et une insuline plus faible aident votre corps à décomposer les graisses et à les utiliser pour produire de l'énergie. C'est pourquoi un jeûne de courte durée peut augmenter votre métabolisme d'au moins 3 %.

D'une part, il stimule votre métabolisme de sorte que vous brûlez plus de calories tout en réduisant la quantité de nourriture que vous consommez.

5. Aide à prévenir le diabète

Le diabète de type 2 est une maladie qui s'est répandue au cours des dernières décennies. Tout ce qui réduit votre résistance à l'insuline devrait contribuer à abaisser votre taux de glycémie et vous protéger contre le diabète de type 2. Certaines études montrent que le jeûne intermittent peut avoir un effet bénéfique sur l'insulinorésistance et peut contribuer à une réduction spectaculaire du taux de sucre dans le sang.

Dans plusieurs études sur le jeûne intermittent, la glycémie a été réduite de trois à six pour cent, tandis que l'insuline a été réduite de vingt à trente et un pour cent. Une étude sur des rats diabétiques a également montré que le jeûne intermittent pouvait protéger le rat contre les lésions rénales, qui sont une complication courante des formes plus graves de diabète. Cela montre que le jeûne intermittent peut être une bonne option pour toute personne présentant un risque plus élevé de développer un diabète de type 2.

Il existe des différences entre les sexes. Une étude a montré que chez les femmes, le contrôle de la glycémie pouvait en fait se détériorer après un jeûne intermittent de quelques semaines. Il est recommandé de consulter votre médecin avant d'entreprendre un régime quelconque.

6. Simplifie la vie

Bien que cela ne soit pas considéré comme un bienfait pour la santé comme les autres, il est important de le mentionner. De nombreuses personnes trouvent que le jeûne intermittent peut leur faciliter la vie. Ils trouvent qu'ils n'ont pas besoin de trop se concentrer sur les calories qu'ils mangent, tant qu'ils restent dans les heures où ils sont autorisés à manger. Ils peuvent aller quelques jours par semaine sans avoir à se soucier de préparer un repas. Dans l'ensemble, ce régime alimentaire peut vous faciliter la vie.

Lorsque vous pouvez supprimer une partie du travail que vous devez faire pendant la journée et vous concentrer sur autre chose, vous pouvez vous retrouver avec moins de stress dans votre vie. Nous savons tous que trop de stress peut avoir un impact négatif sur notre santé et notre vie. Lorsque vous pouvez réduire le stress, il est beaucoup plus facile d'être la version la plus saine de vous-même.

7. Bon pour le cœur

Les maladies cardiaques sont considérées comme l'une des plus grandes causes de décès dans le monde. Le jeûne intermittent peut contribuer à réduire certains de ces facteurs de risque, comme la baisse du taux de sucre dans le sang, les marqueurs inflammatoires, les triglycérides sanguins, le cholestérol et la pression artérielle.

Le principal inconvénient est que de nombreuses études sur le jeûne intermittent ont été réalisées sur des animaux. Nous avons besoin de plus d'études qui testent le jeûne intermittent et la santé cardiaque chez l'homme.

8. Peut aider à lutter contre le cancer

De nombreuses personnes souffrent de cancer chaque année. Cette terrible maladie se caractérise par une croissance incontrôlée des cellules. Il a été démontré que le jeûne présente de grands avantages pour le métabolisme, ce qui pourrait réduire le risque de cancer.

Certaines études montrent que les patients cancéreux qui jeûnent sont capables de réduire certains des effets secondaires de la chimiothérapie.

9. Bon pour le cerveau

Ce qui est considéré comme bon pour le corps est également bon pour le cerveau. Le jeûne intermittent peut contribuer à améliorer les caractéristiques métaboliques qui sont connues pour aider le cerveau à rester en bonne santé également. Il peut s'agir d'aider à la résistance à l'insuline, à la réduction du taux de sucre dans le sang, à la réduction de l'inflammation et du stress oxydatif.

Plusieurs études réalisées sur des rats montrent qu'un jeûne intermittent peut contribuer à augmenter la croissance de nouvelles cellules nerveuses, ce qui améliore le fonctionnement du cerveau. Le jeûne peut également contribuer à augmenter les niveaux du facteur neurotrophique dérivé du cerveau. Lorsque le cerveau en est déficient, cela peut provoquer une dépression ainsi que d'autres problèmes cérébraux.

10. Aide à la réparation cellulaire

Lorsque nous sommes à jeun, les cellules du corps peuvent lancer un processus d'élimination des déchets appelé autophagie. Ce processus implique que les cellules décomposent et métabolisent les protéines qui ne peuvent plus être utilisées. Une plus grande quantité d'autophagie pourrait aider à protéger le corps contre des maladies telles que la maladie d'Alzheimer et le cancer.

11. Peut prévenir la maladie d'Alzheimer

La maladie d'Alzheimer est l'une des maladies neurodégénératives les plus courantes. Il n'existe pas de remède contre la maladie d'Alzheimer, donc votre meilleure ligne de conduite est de l'empêcher.

Certains rapports de cas ont montré qu'une modification du mode de vie comprenant des jeûnes quotidiens, ou au moins fréquents, de courte durée, aidait à améliorer les symptômes de la maladie d'Alzheimer chez 9 patients sur 10. Des études sur les animaux montrent également que ce type de jeûne pourrait contribuer à protéger contre d'autres maladies neurodégénératives, telles que la maladie de Huntington et la maladie de Parkinson.

Si la plupart de ces études ont été réalisées sur des animaux, les résultats semblent prometteurs. Le jeûne intermittent est une tendance, et les études sur les moyens de rendre son corps plus sain sont relativement nouvelles. Il faudra un certain temps pour étudier tous les avantages du jeûne intermittent.

12. Peut aider à vivre plus longtemps

L'un des aspects les plus intéressants du jeûne intermittent est qu'il peut vous aider à vivre plus longtemps. Plusieurs études sur les rats ont montré comment le jeûne intermittent pouvait contribuer à prolonger leur durée de vie, comme c'est le cas lorsque vous suivez un régime de restriction calorique continue. Dans certaines de ces études, les effets ont été spectaculaires. Dans l'une d'entre elles, lorsque les rats jeûnaient tous les deux jours, ils finissaient par vivre 83 % plus longtemps que les rats qui ne jeûnaient pas.

Bien qu'il soit difficile de prouver une augmentation de la durée de vie, car le jeûne intermittent n'a pas encore été étudié sur des personnes assez longtemps pour le déterminer, c'est toujours une idée populaire pour ceux qui essaient de prévenir le vieillissement. Étant donné que ce régime présente des avantages connus pour le métabolisme, il n'est pas étonnant que les gens croient que le jeûne intermittent leur permettra de vivre plus longtemps et en meilleure santé.

Comme vous pouvez le constater, le jeûne intermittent présente de nombreux avantages. Nous n'en avons abordé que quelques-uns, mais de nombreuses études ont été réalisées sur les effets de ce régime et sur les raisons pour lesquelles il peut vous être bénéfique. Que vous souhaitiez améliorer la santé de votre cerveau, vivre plus longtemps, perdre du poids ou avoir plus d'énergie, le jeûne intermittent peut améliorer votre vie.

13. Peut soutenir la réponse anti-inflammatoire de l'organisme

Votre corps s'appuie sur un processus appelé « autophagie » pour éliminer les tissus et cellules anciens et endommagés. Lorsque vous jeûnez et que vous laissez votre corps se reposer de l'effort constant de digestion des aliments, il semble être capable de concentrer plus d'énergie sur les efforts de réparation normaux, ce qui signifie soutenir la réponse anti-inflammatoire naturelle de votre corps.

14. Restriction calorique naturelle

Le concept de restriction calorique est à la base de presque tous les régimes alimentaires connus de l'homme. Nous avons tous vu la formule :

Calories consommées < calories brûlées = perte de poids

La restriction calorique est également la principale raison pour laquelle la plupart des régimes alimentaires échouent sur le long terme. Elle va à l'encontre de la nature humaine et est donc incroyablement difficile à maintenir.

Le jeûne intermittent est très apprécié, car il conduit naturellement à une restriction calorique, sans pour autant donner l'impression que c'est ce que vous faites. Nous aimons appeler cela une restriction calorique « sournoise ». Voici pourquoi : un jeûne intermittent typique (manger uniquement entre midi et 20 heures) équivaut généralement à sauter le petit-déjeuner. Comme il est difficile de consommer plus d'un certain nombre de calories par repas, le fait de réduire votre journée de 3 à 2 repas peut avoir un effet notable au fil du temps.

Des études ont été réalisées en comparant un groupe de personnes à qui l'on a demandé de limiter leurs calories toute la journée, et un autre groupe à qui l'on a demandé de suivre un programme de jeûne intermittent. Les deux groupes ont obtenu des résultats similaires, sauf que le groupe à jeun intermittent a bénéficié d'un taux de glycémie plus soutenu.

Plus important encore, le groupe à jeun intermittent a trouvé son régime alimentaire beaucoup plus facile à gérer. Pour la plupart d'entre nous, il est psychologiquement et biologiquement plus facile de limiter notre alimentation à une certaine période, plutôt que de restreindre notre apport calorique quotidien global.

15. Conserver une masse musculaire maigre

Le plus gros inconvénient de nombreux régimes à calories limitées est peut-être qu'il a été prouvé qu'ils entraînent une perte de masse musculaire maigre, ce qui ralentit en fait votre métabolisme. C'est une très mauvaise nouvelle pour votre capacité à maintenir toute perte de poids.

La bonne nouvelle ? Des recherches ont montré que le jeûne intermittent vous aide en fait à conserver votre masse musculaire maigre tout en perdant du poids.

Les bienfaits du jeûne s'étendent à pratiquement tous les aspects de votre santé, tant physique que mentale. Tant que vous le faites de façon responsable et prudente, il peut vous aider à prendre le contrôle de votre corps et de votre bien-être.

Il existe de nombreuses façons de jeûner de façon intermittente. Vous devez choisir la méthode qui vous convient le mieux et qui vous met sur la bonne voie pour atteindre vos objectifs de santé. Parfois, vous mélangerez et apparierez des méthodes ou ferez des expériences jusqu'à ce que vous trouviez une méthode à laquelle vous pouvez vous engager.

Le jeûne et le mode de vie sain

L'une des raisons les plus courantes pour lesquelles les gens se lancent dans le jeûne intermittent est la perte de poids, mais cela ne fait qu'effleurer la surface. Le jeûne intermittent fait tellement plus pour votre corps que de vous aider à perdre du poids.

Il aide également à stabiliser votre taux de sucre dans le sang, à réduire l'inflammation chronique ou généralisée et à améliorer la santé de votre cœur.

Des études ont également montré que le jeûne intermittent peut contribuer à la santé du cerveau et aider à réduire le risque de développer des maladies graves du cerveau comme la maladie d'Alzheimer.

Certains chercheurs ont laissé entendre qu'il pourrait aider à prévenir le cancer et à améliorer les effets de la chimiothérapie chez les personnes atteintes de cette maladie.

Le jeûne et la perte de poids

Vous avez probablement entendu dire que si vous mangez moins, vous perdez plus de poids, mais que faire si la perte de poids a moins à voir avec la quantité d'aliments que vous mangez et plus avec la quantité de temps pendant lequel vous en mangez ?

Quand vous entendez comment fonctionne le jeûne intermittent, vous vous dites peut-être : Eh bien, oui, si vous mangez pendant un laps de temps plus court, vous mangerez moins de calories, et c'est pourquoi vous perdez du poids.

C'est en partie parce que, dans certains cas, vous mangerez moins de calories, surtout parce que vous éliminerez les grignotages de fin de soirée qui peuvent rapidement contribuer à la prise de poids. Mais ce n'est pas tout. Des études ont montré que le jeûne intermittent peut réduire le poids et améliorer le métabolisme même sans restriction calorique globale.

Le jeûne et la graisse viscérale

Une étude publiée dans Translational Research a révélé que le jeûne intermittent peut réduire le poids corporel de 3 à 8 % sur une période de trois à vingt-quatre semaines.

Les participants à cette étude ont également perdu 4 à 7 % de leur tour de taille, ce qui indique qu'ils ont perdu de la graisse abdominale, ou graisse viscérale, qui est le type de graisse considéré comme le plus dangereux pour la santé physique.

La graisse viscérale est stockée profondément à l'intérieur de la cavité abdominale. Il se trouve à proximité de plusieurs organes vitaux, dont le foie, l'estomac, le pancréas et les intestins. Avoir beaucoup de graisse viscérale est plus dangereux que d'avoir de la graisse sous-cutanée supplémentaire (la graisse qui se trouve juste sous votre peau) parce que la graisse viscérale peut affecter vos hormones et le fonctionnement de votre corps. Elle est liée à un risque accru de maladie cardiaque, de cancer, d'accident vasculaire cérébral, de diabète, d'arthrite, d'obésité et de dépression.

Il n'y a aucun moyen sûr de savoir si votre graisse est sous-cutanée ou viscérale, mais si vous portez beaucoup de poids autour de votre abdomen, il est probable que vous avez un pourcentage plus élevé de graisse viscérale.

Le jeûne et les régimes alimentaires

Des études montrent que les personnes qui suivent des régimes alimentaires qui permettent une variabilité dans les choix alimentaires, comme le jeûne intermittent, sont plus susceptibles de s'en tenir à leur régime alimentaire et de maintenir leur perte de poids que celles qui suivent un régime rigide et calorique contrôlé.

Les régimes rigides sont également associés à des symptômes de troubles de l'alimentation et à un indice de masse corporelle plus élevé (une mesure de votre masse grasse corporelle basée sur le poids et la taille) chez les femmes non obèses, alors que les stratégies de régimes flexibles, comme le jeûne intermittent, ne le sont pas.

Entendre cela peut être décourageant, surtout si vous avez souscrit à la théorie selon laquelle la façon de perdre du poids est de limiter les calories et de faire plus d'exercice — mais c'est en fait une bonne nouvelle.

Vous n'avez pas à passer vos journées à compter les calories, à manger trop peu et à éviter les graisses saines. Il y a un meilleur moyen : le jeûne intermittent (le jeûne fonctionne bien pour certaines personnes et pas pour d'autres. Vous devez trouver la meilleure façon de perdre du poids, celle qui vous convient le mieux.)

Le jeûne et les femmes

On croit généralement que le jeûne est mauvais pour les femmes, et bien que cela puisse être vrai pour certaines femmes, ce n'est pas un énoncé général qui peut s'appliquer à toutes les femmes. Cette théorie s'est développée en raison du fait que le jeûne intermittent a le potentiel de causer un déséquilibre hormonal chez certaines femmes si le jeûne n'est pas fait correctement ; mais quand les soins et précautions appropriés sont pris, les femmes peuvent jeûner avec succès.

Parce que le corps des femmes a été physiologiquement conçu pour porter des bébés, les femmes sont plus sensibles à la famine potentielle que les hommes. Si le corps d'une femme sent une famine imminente, il réagira en augmentant les hormones leptine et ghréline, qui travaillent ensemble pour contrôler la faim. Cette réponse hormonale est la façon dont le corps féminin protège le fœtus en développement, et même si la femme n'est pas enceinte.

Bien qu'il soit possible d'ignorer les signaux de faim de la ghréline et de la leptine, cela devient de plus en plus difficile, surtout lorsque le corps se révolte et commence à produire davantage de ces hormones. Si une femme cède à la faim d'une manière malsaine — en mangeant ou en consommant des aliments malsains —, cela peut provoquer une cascade d'autres problèmes hormonaux impliquant l'insuline.

Ce processus peut également entraîner l'arrêt du système reproducteur. Si votre corps pense qu'il n'a pas assez de nourriture pour survivre, il pourrait mettre fin à sa capacité de concevoir pour protéger une grossesse potentielle. C'est pourquoi le jeûne n'est pas recommandé pendant la grossesse ou pour les femmes qui essaient de devenir enceintes.

Le jeûne et l'hormone de croissance

L'hormone de croissance humaine ou HGH est une hormone naturelle produite par la glande pituitaire — une petite glande endocrine dans le cerveau qui contrôle également les surrénales et la thyroïde.

Lorsque votre corps libère de l'HGH, l'hormone reste dans la circulation sanguine, où le foie la convertit en d'autres facteurs de croissance actifs, comme le facteur de croissance de type insuline ou IGF-1. Ces facteurs de croissance favorisent la croissance dans toutes les cellules de votre corps.

Quand vous jeûnez, les niveaux de HGH dans votre corps augmentent naturellement. En fait, certaines recherches montrent que les niveaux peuvent être jusqu'à cinq fois plus élevés que lorsque vous ne jeûnez pas.

Un des avantages les plus notables de l'HGH est sa capacité à stimuler la synthèse de collagène dans les muscles squelettiques et les tendons. Les muscles et les tendons qui contiennent plus de collagène augmentent la force musculaire, ce qui peut améliorer vos capacités physiques et vos performances physiques.

Avoir plus de masse musculaire augmente également votre taux métabolique basal. Cela rend votre corps plus efficace pour utiliser les calories, même lorsque vous n'êtes pas actif. HGH augmente également la lipolyse — un processus physiologique au cours duquel la graisse et les triglycérides sont séparés et transformés en acides gras libres, qui sont ensuite éliminés du corps. Une augmentation de la lipolyse se traduit par une perte de poids plus facile et plus rapide.

Le jeûne et l'autophagie

L'autophagie est un processus physiologique normal qui consiste à éliminer les composés anciens ou détruits de l'organisme. Bien que cela semble un peu troublant, la traduction littérale de l'autophagie est « mangeuse d'elle-même ». Il vient du grec autos, qui se traduit par « soi-même », et phagein, qui signifie « manger ».

Le terme d'autophagie a été inventé par Christian de Duve, scientifique lauréat du prix Nobel, après qu'un groupe de chercheurs eut remarqué une augmentation des lysosomes (parties des cellules responsables de la décomposition et de la destruction d'autres composés) dans les cellules hépatiques après injection de glucagon, l'hormone qui agit contre l'insuline.

L'autophagie joue un rôle clé dans le maintien de l'homéostasie — un environnement interne stable et sain — dans le corps. Votre corps contient constamment des protéines et des organites (petites structures spécialisées dans chacune des cellules de votre corps) qui deviennent dysfonctionnels ou meurent. Si on les laisse s'accumuler dans le corps, ces tissus morts peuvent causer la mort cellulaire, contribuer à un mauvais fonctionnement des tissus et/ou des organes, et même devenir cancéreux.

Pendant l'autophagie, le corps marque les parties endommagées des cellules et les protéines inutilisées dans le corps. Ces parties endommagées sont envoyées aux lysosomes, où elles sont éliminées du corps. Ce processus les empêche de causer du tort.

Il est également prouvé que l'autophagie peut jouer un rôle dans la diminution de l'inflammation chronique et la stimulation de l'immunité naturelle. La recherche montre que les sujets qui ne sont pas capables d'induire l'autophagie ont tendance à avoir plus de poids, à dormir plus souvent, à avoir des taux de cholestérol plus élevés et à diminuer les fonctions cérébrales.

Le jeûne est l'un des moyens les plus efficaces de stimuler l'autophagie à la fois dans le corps et dans le cerveau parce que le fait de priver le corps de certains nutriments pendant une période déterminée déclenche le processus.

Lorsque l'insuline augmente (après avoir mangé), le glucagon (l'hormone qui agit contrairement à l'insuline) diminue. Inversement, lorsque l'insuline diminue (après une période sans nourriture), le glucagon augmente. Lorsque vous jeûnez, le glucagon augmente, ce qui stimule l'autophagie.

Le jeûne et le cholestérol

Le cholestérol a acquis une très mauvaise réputation, mais les lipoprotéines — comme le cholestérol est classé physiologiquement — sont largement mal comprises. Le cholestérol remplit trois fonctions principales dans votre corps, et sans lui, vous ne seriez pas en mesure de survivre. C'est un composant des acides biliaires qui vous aident à digérer les graisses, c'est un élément majeur de la couche externe de chacune de vos cellules, et c'est aussi un élément important de la vitamine D et de certaines hormones comme l'œstrogène et la testostérone.

Il existe deux principaux types de cholestérol : LDL et HDL. Le cholestérol LDL est classé comme le mauvais cholestérol, tandis que le HDL est classé comme le bon cholestérol. De nombreux tests de cholestérol mesurent également les triglycérides. Bien qu'ils ne constituent pas techniquement du cholestérol, les triglycérides sont un autre type de gras dans votre sang qui sert à stocker l'énergie supplémentaire — ou les calories — provenant des aliments que vous mangez. Des taux élevés de triglycérides sont associés à la fois aux maladies cardiaques et à l'insulinorésistance.

Lorsque vous passez un test de cholestérol standard (un profil lipidique), votre médecin examine tous les chiffres : votre cholestérol total, votre cholestérol LDL et votre cholestérol HDL. Si les valeurs du cholestérol total et/ou du cholestérol LDL sont élevées, on considère qu'il s'agit d'un facteur de risque de maladie cardiaque.

Le cholestérol que vous mangez a un impact minimal sur la quantité de cholestérol dans votre sang. C'est parce que votre corps n'absorbe pas bien le cholestérol alimentaire. La plus grande partie du cholestérol que vous obtenez de votre alimentation voyage à travers votre système digestif et n'arrive jamais dans votre sang. Votre corps est conçu pour contenir une certaine quantité de cholestérol, donc si vous limitez le cholestérol dans votre alimentation, votre foie augmentera sa production pour compenser.

Le jeûne intermittent peut réduire le taux de cholestérol total jusqu'à 20 %, mais ce qui est encore plus impressionnant, c'est l'effet du jeûne intermittent sur chaque lipide. Des études montrent qu'un jeûne de huit semaines en alternance peut réduire le taux de cholestérol LDL d'environ 25 %. Le jeûne réduit également le nombre de petites particules denses de LDL. Lorsque l'organisme ne produit pas de nouveaux acides gras libres (comme lorsque vous êtes à jeun), il en résulte une diminution de la VLDL, ou lipoprotéines de très faible densité, qui à son tour réduit la LDL.

Ce n'est pas tout : le jeûne peut aussi réduire les triglycérides jusqu'à 32 %, et bien qu'il abaisse les deux marqueurs problématiques du cholestérol, le jeûne n'a aucun effet négatif sur le HDL, ou le bon cholestérol.

Le jeûne et le mode famine

Le mode famine est l'une des préoccupations les plus courantes des personnes qui ne connaissent pas le jeûne intermittent. Pour être clair, le mode famine (thermogénèse adaptative) est une réalité, mais son fonctionnement est souvent mal compris.

Lorsque vous mangez de la nourriture, votre corps l'utilise pour ses besoins énergétiques immédiats ou l'emmagasine dans les tissus adipeux pour une utilisation ultérieure. Si un plus grand nombre de calories pénètre dans le tissu adipeux que le nombre de calories qui le quittent, vous prenez du gras. Si le contraire se produit, vous perdez du poids. C'est la base de la théorie « Calories In, Calories Out » (bien que la science montre de plus en plus clairement que toutes les calories ne sont pas créées de manière égale).

Lorsque vous essayez de perdre du poids, vous limitez généralement les calories d'une façon ou d'une autre. Cela entraîne un déséquilibre entre l'apport calorique et la dépense calorique qui vous permettra probablement de perdre du poids. Vous voyez cela comme une bonne chose, mais votre corps le voit comme une mauvaise chose.

La principale préoccupation de votre corps est la survie, et lorsque vous commencez à brûler des calories supplémentaires et à perdre de la graisse dans le processus, votre corps voit cela comme une menace — le début d'une famine imminente. Par conséquent, dans un effort pour se sauver, votre corps commence à conserver les calories et ne les brûle pas aussi efficacement, donc avec le temps et après une perte de poids importante, vos besoins en calories diminuent. C'est la thermogénèse adaptative.

Le jeûne et les boissons

Pendant votre période de jeûne, vous pouvez boire de l'eau, du café et d'autres boissons non caloriques, comme le thé ; cependant, faites attention à votre consommation de caféine et faites attention de ne pas en faire trop.

Bien que siroter des boissons pendant la période de jeûne peut aider à éviter la faim, une trop grande quantité de caféine peut vous rendre anxieux, nerveux et déshydraté, surtout lorsque votre estomac est vide. La caféine exerce également un stress sur vos glandes surrénales, de sorte que pendant que votre corps s'adapte au stress supplémentaire du jeûne, il est préférable de réduire au minimum votre consommation de café.

Le jeûne et le rythme circadien

Il est utile de savoir quel est votre rythme circadien et comment il affecte votre corps. Aussi appelé horloge biologique ou horloge biologique, votre rythme circadien est un cycle de 24 heures qui régule de nombreux processus physiologiques de votre corps, comme le sommeil et la digestion. Votre corps reçoit des indices de votre rythme circadien pour savoir quand aller dormir, quand vous réveiller et quand manger.

Votre rythme circadien est contrôlé à l'interne par une région de votre cerveau appelée hypothalamus, mais il est largement influencé par des indices externes et environnementaux comme la température et la lumière.

Par exemple, lorsqu'il fait nuit dehors, vos yeux envoient un signal à votre hypothalamus qu'il est temps de dormir ; votre hypothalamus envoie un message à la glande pinéale (dans une autre région du cerveau) pour libérer de la mélatonine (une hormone qui vous aide à dormir), et vous êtes fatigué. Quand il fait jour, c'est le contraire qui se produit. Vos yeux envoient un signal à votre hypothalamus, qui envoie un signal à votre glande pinéale pour diminuer la production de mélatonine. Cette trempette à la mélatonine aide à vous réveiller et à vous préparer pour la journée.

Votre rythme circadien est également influencé par l'heure de vos repas. Au Paléolithique, la nourriture était surtout disponible pendant la journée. C'est parce que la nourriture devait être chassée et récoltée, et c'était plus facile de le faire pendant la journée.

Biologiquement, le corps humain préfère ce cycle et doit encore s'adapter aux changements provoqués par la révolution industrielle et les commodités modernes comme les épiceries et l'éclairage artificiel.

Le jeûne et la perte musculaire

C'est une croyance commune que si vous sautez un repas, votre corps commencera immédiatement à se tourner vers vos muscles comme source d'énergie, mais grâce à l'évolution humaine, cela ne fonctionne pas comme ça.

Pour que le corps atteigne son but principal de survie, il doit obtenir de l'énergie. Sa source préférée est le glucose, qui provient principalement des glucides. Si le glucose n'est pas disponible, l'organisme se transforme alors en graisse corporelle, qui est essentiellement de l'énergie stockée.

Rappelez-vous : lorsque vous mangez un excès de calories, votre corps les convertit en triglycérides et stocke ces triglycérides dans vos cellules graisseuses. L'organisme sait instinctivement qu'il n'utilise les muscles comme source d'énergie que lorsque le glucose et la graisse corporelle sont trop faibles pour soutenir la vie. Cela ne se produit que lorsque la graisse corporelle chute en dessous de 4 pour cent, ce qui est extrêmement faible.

Pour mettre les choses en perspective, les athlètes masculins ont généralement un pourcentage de graisse corporelle de 6 à 13 %, tandis que les athlètes féminines en ont environ 14 à 20 %. Votre corps conservera sa masse musculaire jusqu'à ce que sa masse graisseuse devienne si faible qu'il n'aura d'autre choix que d'utiliser des protéines comme carburant. La plupart des gens n'en arrivent jamais là.

Il est vrai que lorsque vous limitez les calories sans incorporer aucune forme d'entraînement de résistance, il y a une possibilité que vous perdiez de la masse musculaire, mais le jeûne n'augmente pas la quantité de masse musculaire que vous perdez.

En fait, la recherche montre que les personnes qui intègrent le jeûne à leur plan de perte de poids connaissent moins de réduction de la masse musculaire maigre que celles qui ne jeûnent pas de façon intermittente.

Le jeûne et le diabète

Le jeûne peut être un défi pour les personnes atteintes de diabète parce que l'organisme a plus de difficulté à réguler la glycémie et les taux d'insuline que chez les personnes qui ne sont pas atteintes de diabète.

Cependant, la recherche montre que le jeûne intermittent peut être bénéfique pour aider à rétablir la glycémie à un niveau normal. L'hypoglycémie, ou faible taux de sucre dans le sang est la plus grande préoccupation en ce qui concerne le jeûne et le diabète.

Si vous êtes diabétique, assurez-vous d'avoir l'approbation et la supervision de votre médecin avant de commencer tout type de jeûne. Si votre médecin approuve le jeûne intermittent, familiarisez-vous avec les symptômes de l'hypoglycémie et ayez un plan en place pour traiter votre glycémie si elle est trop basse. Si la glycémie dépasse 300 milligrammes par décilitre ou tombe en dessous de 70 milligrammes par décilitre, arrêter immédiatement le jeûne et appliquer le traitement approprié.

L'hypoglycémie est plus susceptible de survenir chez les personnes atteintes de diabète de type 1 que chez celles atteintes de diabète de type 2.

Les signes d'hypoglycémie comprennent :

- Anxiété
- Fatigue
- Faim
- Transpiration accrue
- Rythme cardiaque irrégulier
- Irritabilité
- Peau pâle

L'hypoglycémie grave peut causer :

- Comportement anormal ou confusion mentale
- Troubles de la vision
- Confusion
- Perte de conscience

Si vous éprouvez l'un de ces symptômes, consultez votre médecin.

Le jeûne et les maladies chroniques

Le stress que le jeûne met sur le corps peut être catégorisé comme eustress pour la plupart des gens. C'est léger, et il en résulte des bienfaits pour la santé qui peuvent vous pousser à continuer à atteindre vos objectifs ultimes.

Cependant, si vous souffrez déjà d'une détresse chronique, vous voudrez maîtriser la situation avant d'intégrer le jeûne intermittent à votre vie quotidienne. En cas de stress chronique, votre corps pompe continuellement du cortisol. Lorsque les taux de cortisol restent élevés pendant une longue période, cela peut entraîner :

- Anxiété
- Dépression
- Difficulté de sommeil
- Problèmes digestifs
- Maux de tête
- Maladies cardiaques
- Problèmes de mémoire et de concentration
- Gain de poids

Au fil du temps, le stress chronique affecte également négativement le fonctionnement de vos glandes surrénales et leur rend plus difficile la régulation correcte des hormones.

Si vous êtes déjà soumis à un stress chronique important, il est extrêmement important de bien maîtriser votre taux de cortisol et le bon fonctionnement de vos glandes surrénales avant de commencer à jeûner. Vous pouvez réduire le taux de cortisol en méditant, en évitant le café, en dormant suffisamment, en suivant une alimentation propre et saine pendant un certain temps avant d'incorporer le jeûne et en évitant l'exercice excessif. Des exercices méditatifs à faible impact comme le yoga peuvent être utiles.

Le jeûne et l'exercice

Il y a un débat de longue date dans le monde du fitness sur la question de savoir s'il vaut mieux s'entraîner l'estomac vide (un état de jeûne) ou plein (un état nourri). La réponse est que cela dépend de l'intensité de votre exercice. Il y a beaucoup d'avantages à faire de l'exercice à jeun, mais si vous êtes un athlète d'endurance ou si vous faites de l'exercice à haute intensité, l'exercice après le repas peut être meilleur pour vous.

Lorsque vous faites de l'exercice, votre corps a besoin d'une quantité accrue d'énergie. Tout d'abord, votre corps se transformera en carburant en glucose dans le sang. Quand il n'y en a plus, il commence à brûler le glycogène, la forme de glucose stockée dans le foie.

En général, votre foie emmagasine suffisamment de glycogène pour subvenir aux besoins énergétiques de votre corps pendant 24 heures en l'absence de nourriture ; cependant, l'augmentation de la demande d'énergie que l'exercice exerce sur le corps entraînera une diminution plus rapide du glycogène. La quantité de glycogène utilisée dépend de la durée et de l'intensité de l'exercice que vous faites.

Une fois que le glycogène est épuisé, votre corps passe de la combustion des glucides pour l'énergie à la combustion des graisses stockées. La capacité de votre corps à brûler les graisses est contrôlée par votre système nerveux sympathique, qui est activé par le jeûne et l'exercice. Lorsque vous combinez les deux, cela maximise les processus physiologiques qui décomposent les graisses en énergie. Contrairement au glycogène, qui n'est stocké qu'en quantités limitées, les graisses peuvent être stockées dans votre corps en quantités illimitées, vous n'en manquerez donc jamais. Vos muscles finiront par s'adapter à toute source d'énergie que vous leur donnerez.

En plus d'augmenter la combustion des graisses, il a également été démontré que l'exercice à jeun optimise la santé en améliorant les niveaux de deux hormones spécifiques : l'insuline et l'hormone de croissance.

La recherche montre que l'exercice à jeun peut avoir un effet positif sur la sensibilité à l'insuline (la façon dont l'organisme réagit à l'insuline). Lorsque vous mangez trop, votre glycémie grimpe en flèche et, par conséquent, votre corps est exposé à un barrage constant d'insuline. Avec le temps, cela peut causer une surcharge d'insuline qui affaiblit la façon dont vos cellules répondent à l'hormone.

En faisant de l'exercice à jeun, non seulement vous empêchez votre corps de libérer de l'insuline dans le sang, mais vous brûlez également tout excès d'insuline que votre corps pourrait avoir.

Lorsque votre corps réagit à l'insuline de façon saine, il est plus facile de perdre de la graisse et améliore la circulation sanguine vers les muscles, ce qui facilite la construction musculaire. L'exercice à jeun augmente la production de l'hormone de croissance, ce qui permet non seulement de brûler les graisses et d'augmenter le tissu musculaire, mais aussi d'améliorer la santé des os.

Les jours où vous voulez faire de l'exercice à haute intensité, comme l'entraînement par intervalles à haute intensité (HIIT) - un type d'entraînement où vous alternerez de courtes périodes d'exercice à haute intensité avec de plus longues périodes d'exercice à faible intensité ou d'entraînement de force, planifiez votre entraînement près d'un repas. Lorsque vous faites de l'exercice à l'état nourri, vous fournissez à votre corps du glucose et du glycogène pour vous pousser à travers vos séances d'entraînement. Cela préviendra la perte musculaire et l'hypoglycémie.

Un bon moyen de mesurer l'intensité de votre entraînement est le test de la parole. Pendant une séance d'entraînement de faible intensité, vous devriez être en mesure de poursuivre une conversation assez facilement.

Lorsque l'exercice est très intense, vous devriez être en mesure de ne dire confortablement que quelques mots à la fois. Si vous ne pouvez pas parler du tout pendant votre séance d'entraînement sans perdre votre souffle, c'est que vous faites trop d'exercice.

Conseils pour tirer profit de vos séances d'entraînement

S'entraîner à un jeûne intermittent n'est pas censé être difficile. L'exercice et les mouvements physiques sont censés vous aider à vous sentir bien, à vous muscler et à perdre du poids. Voici quelques moyens de vous assurer que vous vous en sortez vraiment bien lorsque vous vous entraînez à un jeûne intermittent :

Commencez lentement : si vous n'avez jamais fait d'haltérophilie auparavant, vous devrez commencer lentement. Même si vous ne faites que reprendre un programme d'exercice existant, il est important de vous rappeler les changements que vous avez faits et de les faire lentement jusqu'à ce que vous sachiez comment ils affecteront vos performances.

Ajoutez du poids lorsque vous vous sentez à l'aise : il est important de toujours ajouter du poids lorsque vous commencez à vous sentir à l'aise. Avec le temps, les poids avec lesquels vous commencez votre entraînement commenceront à vous sembler assez légers, et si vous ne faites pas de changements, vous constaterez que vos résultats vont ralentir. Cela ne veut pas dire que vous voulez forcer votre corps à dépasser ses limites, mais cela signifie que vous voudrez régulièrement augmenter la difficulté de votre programme d'exercice si vous espérez voir le succès se poursuivre.

Moins de répétitions et plus de poids, c'est mieux pour les muscles maigres : Si vous cherchez à développer des muscles maigres, envisagez de faire moins de répétitions à un poids plus élevé. Cela peut épuiser le corps plus rapidement et vous donnera de meilleurs résultats.

N'oubliez pas de vous échauffer et de vous détendre : Ce n'est pas parce que vous devez changer vos habitudes alimentaires que vous devez renoncer à l'échauffement et au temps de récupération de votre programme d'exercice. Prendre au moins cinq minutes au début et à la fin de l'entraînement pour étirer vos muscles n'améliorera pas seulement vos performances, mais réduira également le risque de blessure.

Concentrez-vous sur la forme : parfois, nous sommes trop concentrés sur la quantité de poids que nous pouvons soulever lorsque nous nous entraînons à la salle de sport. Cependant, il est en fait plus important d'avoir une bonne forme physique. Il est préférable de faire un exercice avec la bonne forme et un poids plus faible que de prendre du poids et de le faire mal.

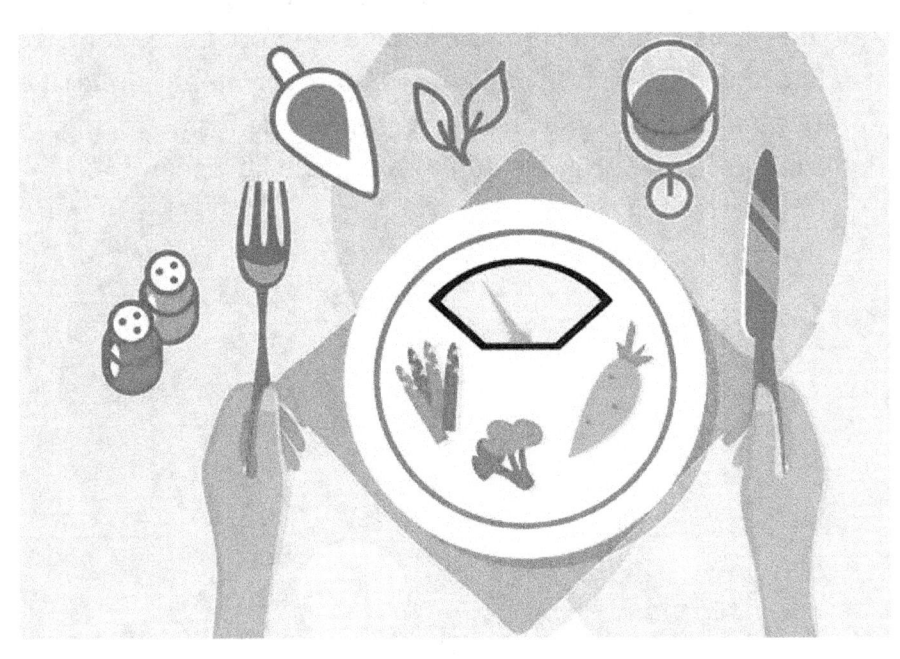

Chapitre 4 : Comment se préparer au jeûne intermittent ?

À l'exception du jeûne spontané, la plupart des jeûnes intermittents nécessitent une certaine préparation. L'une des choses les plus importantes que vous pouvez faire pour vous préparer à votre jeûne est d'élaborer un plan.

Quel type de jeûne intermittent allez-vous faire ?

Pendant quels jours et heures jeûnerez-vous ?

Quelle est votre date de début officielle ?

Il est utile de rédiger un horaire et de le garder à portée de la main pour que vous puissiez le voir tout le temps. Vous pouvez même régler les minuteries de votre téléphone pour qu'elles se déclenchent quand il est temps de commencer votre jeûne et quand il est temps de recommencer à manger.

Mais vous n'avez pas non plus besoin de vous lancer immédiatement dans un programme de jeûne établi ; vous pouvez vous y habituer graduellement pour prendre le dessus.

1- Faites du yoga

Dans une étude menée par la Yoga Research Society et le Sidney Kimmel Medical College de l'Université Thomas Jefferson, les chercheurs ont constaté que les niveaux de cortisol ont chuté de façon significative après un cours de yoga de cinquante minutes qui comprenait des poses populaires comme la Pose de l'arbre, la Pose du chasse-neige et la Pose du criquet.

Les chercheurs croient que cette baisse du cortisol est due en partie à l'activation de la réponse de relaxation par la tenue de poses et la respiration profonde. Cette réaction de relaxation met fin à la cascade du stress et, par conséquent, les hormones du stress sont naturellement réduites.

Des taux élevés de cortisol sont également fréquents chez les personnes souffrant de dépression. Une étude publiée dans l'Indian Journal of Psychiatry a révélé que le yoga peut aider à arrêter la réponse au stress dans la partie hypothalamique du cerveau, ce qui peut apporter un soulagement aux personnes souffrant de dépression. En fait, l'étude a révélé que le yoga a fait baisser les niveaux de cortisol mieux que les antidépresseurs.

2- Pratiquez la méditation

Les recherches suggèrent que la méditation quotidienne ne se sent pas seulement bien dans l'instant présent : elle peut en fait modifier les voies neurales du cerveau, réduisant l'anxiété et vous rendant plus résistant et plus résistant au stress.

Il n'y a pas de bonne ou de mauvaise façon de méditer, alors ne laissez pas vos idées préconçues sur ce que la méditation est censée être vous dissuader de commencer votre propre routine. Si vous êtes novice à la méditation, vous pouvez commencer par suivre avec quelques méditations guidées. Vous pouvez accéder à des milliers de vidéos de méditation en ligne pour vous aider à commencer.

En général, il y a deux types de méditation :

1. Dans la méditation de concentration, vous concentrez votre conscience sur un seul point (pour beaucoup de gens, cela signifie répéter une courte phrase, appelée mantra).
2. Dans la méditation de la pleine conscience, vous permettez à diverses pensées et sensations de

dériver dans votre esprit, les examinant chacune d'elles sans jugement.

L'une ou l'autre de ces méthodes peut être utile pour préparer votre esprit au jeûne intermittent.

La méditation et la respiration profonde vont de pair, mais vous pouvez aussi faire des exercices rapides de respiration profonde par vous-même, chaque fois que vous ressentez un stress grandissant ou même lorsque vous ne le ressentez pas et que vous voulez rester en tête.

Lorsque vous êtes stressé, vous avez tendance à prendre des respirations rapides et superficielles qui viennent de votre poitrine plutôt que de votre abdomen. Lorsque vous respirez profondément à partir de votre abdomen, vous absorbez plus d'oxygène, ce qui vous aide à vous sentir moins anxieux, moins essoufflé et plus détendu.

Apprendre à respirer profondément demande de la pratique, mais les étapes suivantes vous aideront à devenir un pro de la respiration profonde en un rien de temps :

1. Asseyez-vous bien droit ou allongez-vous sur le dos dans un endroit confortable. Mettez une main sur votre poitrine et l'autre sur votre abdomen.
2. Inspirez profondément par le nez. Vous devriez sentir la main sur votre abdomen s'élever, mais la main sur votre poitrine devrait bouger très peu.
3. Expirez par la bouche en expirant le plus d'air possible.
4. Répétez ce processus jusqu'à ce que vous sentiez votre corps commencer à se détendre.

3- Écoutez de la musique

Vous connaissez cette sensation quand votre chanson préférée s'allume et que vous commencez à chanter et à vous sentir immédiatement mieux ? Il y a de la science derrière tout cela.

La recherche montre que, quelle que soit votre humeur, écouter de la musique que vous aimez peut faire baisser votre taux de cortisol. Bien que toute musique que vous aimez puisse avoir un effet antistress, la musique classique donne d'excellents résultats.

Écouter de la musique classique peut réduire les hormones du stress, diminuer la tension artérielle et ralentir votre pouls et votre fréquence cardiaque.

En plus des effets physiques, la musique détourne aussi votre attention. Au lieu d'être prise dans vos pensées ou de bavarder sans cesse, la musique absorbe votre attention et vous force à vous concentrer sur autre chose. La prochaine fois que vous vous sentirez stressé, mettez de la musique classique ou une chanson que vous aimez. Allongez-vous et écoutez ou même dansez.

4- Tenez un journal

Le fait de mettre vos pensées et vos frustrations sur papier a un effet positif avéré sur les niveaux de stress. Vous pouvez également utiliser votre journal pour créer des listes de remerciements quotidiennes.

Écrire seulement trois choses pour lesquelles vous êtes reconnaissant chaque jour vous aidera à réduire davantage votre stress en vous rappelant les aspects positifs de votre vie. Ils n'ont pas besoin d'être de grandes choses. En fait, faire le point sur les petites choses de votre vie vous aidera à apprécier encore plus vos expériences quotidiennes.

Vous pouvez écrire des choses comme « Je suis reconnaissant d'avoir un lit pour dormir » ou « Je suis reconnaissant pour cette tasse de café ». Essayez de choisir des choses différentes chaque jour, et vous verrez à quel point vous devez vraiment être reconnaissant — même pour des choses auxquelles vous n'avez peut-être pas prêté beaucoup d'attention auparavant.

La tenue d'un journal est également utile pour garder une trace de vos émotions et de la façon dont ces émotions affectent vos habitudes alimentaires. Notez comment vous vous sentez chaque jour et ce que vous mangez. Quand vous regardez en arrière, vous serez capable de reconnaître comment vos émotions sont liées à la nourriture (la quantité et les types de nourriture que vous mangez) et de vous concentrer sur l'élimination des comportements négatifs dont vous n'auriez peut-être pas été conscient autrement.

5- Tirez la force de votre entourage

Des études montrent que des liens humains étroits sont essentiels à votre santé physique et mentale et que l'isolement social peut entraîner une augmentation du taux de cortisol.

Le toucher humain stimule le nerf vague (l'un des nerfs qui relient votre cerveau à votre corps), détendant votre système nerveux et arrêtant votre réponse au stress. Le toucher augmente également la libération d'ocytocine (une hormone liée aux sentiments de relaxation, de confiance et de stabilité mentale) — parfois appelée hormone de l'amour — et réduit la libération de cortisol.

Le contact face à face est la meilleure solution, alors trouvez autant de temps que possible pour communiquer avec vos proches. Entourez-vous de gens qui vous soutiennent et qui veulent vous voir atteindre vos objectifs ; évitez les gens combatifs ou avec lesquels vous ne vous entendez pas. Les relations tendues peuvent augmenter les niveaux de cortisol.

6- Facilitez-vous la vie dans votre jeûne

Si vous êtes nouveau au jeûne intermittent ou si vous avez l'habitude de manger cinq ou six petits repas ou de paître constamment tout au long de la journée, il peut s'agir d'une grande transition pour sauter directement au jeûne. Vous n'avez pas besoin de faire un changement complet du jour au lendemain ; en fait, vous pourriez avoir plus de succès si vous vous y habituez lentement.

Commencez par passer de cinq ou six petits repas tout au long de la journée à trois repas de taille normale et à des heures fixes. Vous n'avez pas encore à manger dans un certain laps de temps ; habituez votre corps à l'habitude et à la structure de l'horaire des trois repas. Cela vous obligera également à éliminer les grignotages tout au long de la journée.

Il n'est pas interdit de grignoter lorsque vous jeûnez de façon intermittente, mais il peut être utile d'éliminer les collations pendant les premières étapes de l'adaptation. Au fur et à mesure que votre corps s'habitue au jeûne, vous pouvez incorporer des collations pendant la journée, pourvu que vous les mangiez pendant la période d'alimentation.

7- Choisissez un repas à sauter

Une fois que vous avez pris l'habitude d'un programme de trois repas, choisissez un repas à sauter et engagez-vous à le sauter chaque jour pendant quelques semaines.

Ne passez pas trop de temps à penser au repas à sauter ; vous pouvez changer de repas plus tard si cela vous convient mieux, à vous ou à votre agenda. Le but est d'habituer votre corps à se passer de nourriture pendant une longue période.

Parfois, la partie la plus difficile du jeûne est d'entraîner votre esprit à accepter l'idée de sauter des repas, ce qui vous permettra de vous habituer à cette idée.

8- Faites votre chemin jusqu'à votre objectif

Une fois que vous avez pris l'habitude de sauter des repas et que vous avez choisi le régime alimentaire que vous allez suivre, progressez lentement vers l'objectif ultime du jeûne.

Par exemple, si vous allez suivre la méthode 16:8 et que vous avez décidé que votre fenêtre d'alimentation se situera entre 11 h et 19 h, mais que vous prenez normalement votre petit-déjeuner à 7 h 30, commencez par repousser le petit-déjeuner à 8 h 30 pendant quelques jours. Puis, lorsque vous avez l'habitude du petit-déjeuner tardif, repoussez-le d'une autre heure, puis d'une autre heure dans quelques jours jusqu'à ce que votre corps se sente à l'aise d'attendre 11 heures du matin pour manger.

Repousser graduellement vos heures de repas ne vous aidera pas seulement à vous détendre mentalement ; cela peut aussi vous aider à prévenir ou à diminuer certains des symptômes physiques initiaux qui peuvent survenir au début du jeûne intermittent.

9- Calculez votre plan nutritionnel

Les prochaines étapes consistent à déterminer le type de régime alimentaire que vous allez suivre et à trouver de nouvelles et délicieuses recettes à incorporer à votre plan.

Les recettes compliquées et raffinées sont toujours tentantes — et peuvent être un régal pour les fins de semaine — mais dans les premières étapes de votre nouveau plan de jeûne, il sera plus facile de garder les choses simples.

Lorsque vous commencez tout juste à jeûner de façon intermittente, il est également utile de réduire votre routine d'entraînement. Au tout début du jeûne, il se peut que vous manquiez d'énergie et de motivation. C'est tout à fait normal. Au lieu de faire des exercices de haute intensité, gardez vos séances d'entraînement légères. Vous pouvez reprendre votre routine d'entraînement dans quelques semaines lorsque votre corps s'est ajusté.

Chapitre 5 : Comment réussir le jeûne intermittent ?

La mise en place d'un jeûne intermittent peut prendre un certain temps. Vous devez changer certaines habitudes alimentaires auxquelles vous êtes habitué. Vous découvrirez qu'il est plus facile de perdre du poids, d'améliorer votre énergie, de brûler la graisse corporelle, d'en faire plus et de vous protéger contre des maladies telles que le diabète, le cancer et la démence.

Bien que le jeûne intermittent soit plus facile que la plupart des autres régimes alimentaires, il nécessite tout de même un certain effort. Pour tirer le meilleur parti de votre jeûne intermittent, il convient de garder certains éléments à l'esprit !

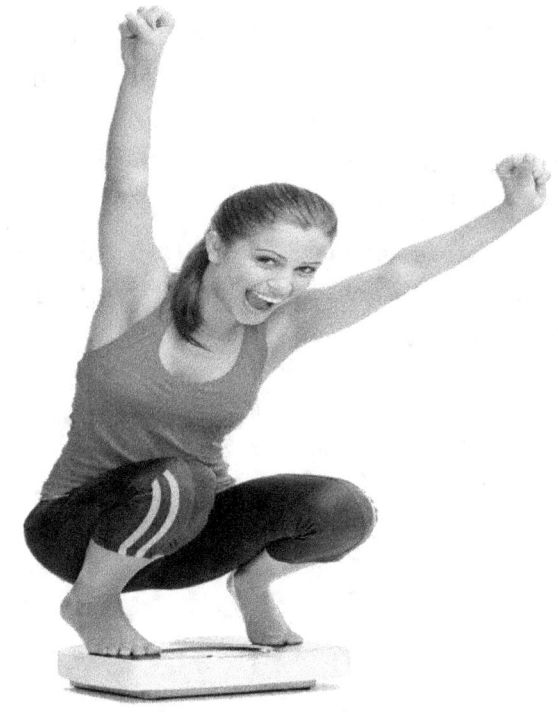

Préparez votre esprit

Comme pour tout changement de mode de vie, le jeûne intermittent peut s'avérer difficile au début. Vous pourriez éprouver de l'irritabilité ou une baisse d'énergie. Il se peut que vous ayez vraiment faim et que vous ayez de la difficulté à respecter votre plan. Ou encore, vous pourriez vous sentir bien dès le départ, obtenir immédiatement des résultats positifs et vous sentir revigoré et motivé par votre nouveau mode de vie. Cela dépend de votre corps.

Cependant, il y a certaines choses qui sont susceptibles de se produire à mesure que vous vous adaptez à votre nouvelle routine. Lorsque vous savez à quoi vous attendre et que vous disposez d'outils prêts à faire face aux défis qui peuvent survenir, vos chances de succès à long terme sont beaucoup plus grandes.

Considérez ces citations populaires : « Votre esprit s'arrêtera mille fois avant votre corps » et « Votre corps peut supporter presque n'importe quoi. C'est ton esprit que tu dois convaincre ». Le message général derrière ces deux dictons puissants est que souvent, lorsque vous abandonnez, ce n'est pas parce que vous avez atteint votre limite physique, mais c'est parce que vous avez atteint votre limite mentale. En d'autres termes, votre esprit vous convainc que votre corps ne peut pas physiquement relever un défi, même s'il le peut réellement.

Surmontez la négativité

Votre cerveau a tendance à réagir plus fortement aux choses négatives qu'aux choses positives. Ce phénomène s'appelle le biais de négativité — et il peut être extrêmement puissant.

Le but biologique du biais de négativité est de vous protéger des menaces possibles, mais dans les temps modernes, les menaces comme celles auxquelles vos ancêtres sont confrontés sont de moins en moins nombreuses et plus éloignées. Par conséquent, vous n'avez pas besoin de ce biais négatif aussi souvent, parce qu'il n'est plus aussi utile qu'avant. En fait, ce préjugé vous empêche d'être présent et calme parce que vous êtes toujours sur vos gardes et que vous anticipez un événement négatif au lieu d'apprécier le moment présent.

La bonne nouvelle, c'est que vous pouvez en fait recycler votre cerveau pour qu'il ne revienne pas aussi facilement au biais négatif.

Pensez positivement

La pensée positive et les affirmations ne sont pas seulement des tendances du Nouvel Âge : ce sont des outils puissants qui peuvent en fait recâbler les neurones de votre cerveau — un concept appelé neuroplasticité.

Lorsque vous vous engagez régulièrement dans la pensée positive et répétez des affirmations positives, il est plus facile pour votre cerveau de répondre plus positivement aux choses plutôt que de recourir immédiatement à son biais négatif naturel. Et plus vous pratiquez, plus il devient facile pour votre cerveau de penser positivement.

Méfiez-vous de la voix négative

Lorsque vous commencez le jeûne intermittent, votre subconscient résistera au changement et fera tout son possible pour que vous repreniez votre ancienne routine. Lorsque vous le savez, il est plus facile de prendre conscience des schémas de pensée négatifs et des discours non constructifs.

Vous pourriez penser à des choses comme « C'est beaucoup trop dur », « Je meurs de faim » ou « Une petite collation à l'extérieur de ma fenêtre de jeûne ne fera pas mal ». Ces pensées sont autant d'indications que votre parti pris négatif est à la tête du spectacle.

Lorsque votre esprit commence à vous dire que c'est trop difficile, reconnaissez que c'est ce préjugé qui vous parle et répondez en disant quelque chose comme « Je suis plus fort que mes pensées. Je peux et j'atteindrai mes objectifs. »

Concentrez-vous sur le grand objectif

En plus de pratiquer régulièrement des affirmations positives et de changer votre discours négatif, vous pouvez également mettre fin à votre biais de négativité en vous concentrant sur l'image globale.

Déterminez vos principales raisons de jeûner : Perdre du poids ? Gagner plus de clarté mentale et d'énergie ? Équilibrer votre glycémie ? Garder votre cerveau en bonne santé ?

Quelles que soient vos raisons, écrivez-les sur une feuille de papier ou des notes autocollantes et conservez-les dans un endroit où vous les verrez souvent, comme sur le réfrigérateur.

Lorsque vous sentez que ces pensées négatives commencent à s'infiltrer, lisez les notes et souvenez-vous de vos objectifs principaux et de la raison pour laquelle vous avez commencé. Cela peut vous aider à voir la situation dans son ensemble, ce qui vous permettra de franchir tous les petits dos d'âne en cours de route.

Retrouvez la clarté mentale

Une fois que vous aurez franchi les étapes initiales du jeûne intermittent, il est probable que vous remarquerez des changements majeurs. Non seulement votre discours négatif et votre biais de négativité diminueront, mais vous ferez également l'expérience d'une plus grande clarté mentale.

Le jeûne intermittent a tendance à dissiper le brouillard au cerveau et à faciliter la concentration. Vous constaterez peut-être que les tâches simples deviennent plus faciles et que vous pouvez vous concentrer davantage sur votre travail.

Il se peut aussi que vous éprouviez moins d'esprit de singe — des pensées intrusives et rapides qui vous distraient de la tâche à accomplir et qui nuisent à votre productivité.

Vous remarquerez peut-être que votre productivité et votre niveau d'énergie augmentent. Votre mémoire peut vous sembler plus tranchante et il vous sera peut-être plus facile de conserver les nouvelles informations qu'auparavant.

Vous remarquerez peut-être aussi une stabilisation de vos humeurs et de vos émotions — encore moins d'anxiété et un tempérament plus joyeux.

Oui, vous allez avoir faim !

Il est impossible de dire exactement comment votre corps se sentira pendant les premières étapes du jeûne intermittent, car tout le monde est différent et vous pouvez réagir différemment des autres.

Cependant, il y a quelque chose qui se produit souvent chez la plupart des gens au début d'un jeûne intermittent. Si vous avez l'habitude de manger cinq ou six fois par jour, vous pourriez ressentir ces effets dans une plus grande mesure que si vous mangez déjà trois repas par jour avec des collations minimales.

Au fur et à mesure que votre corps s'adapte au jeûne intermittent, il est normal de ressentir une augmentation de la faim et des fringales. Il s'agit souvent de la faim mentale ou émotionnelle plutôt que de la faim physique.

Vous pouvez également éprouver des maux de tête, un manque d'énergie et de l'irritabilité. Il est possible de se sentir un peu étourdi, faible ou étourdi en se levant. La gravité de ces symptômes peut varier en fonction de plusieurs facteurs, y compris vos habitudes alimentaires antérieures, mais ils ne devraient pas être extrêmement envahissants et ils devraient diminuer en une semaine environ.

Votre corps va se stabiliser !

Après la période de réadaptation initiale, votre glycémie et votre taux d'insuline commencent à se stabiliser et vous commencerez à profiter des bienfaits du jeûne intermittent.

L'une des premières choses que vous remarquerez probablement, c'est l'augmentation de l'énergie. Vous pouvez ressentir une énergie soutenue tout au long de la journée ; au lieu de vous sentir éveillé et productif le matin, mais d'être frappé par le terrible effondrement de l'après-midi vers 14 h ou 15 h, vous sentirez une énergie constante. Cela s'explique par le fait que votre glycémie n'augmente pas et ne diminue pas comme lorsque vous mangez plusieurs repas au cours d'une journée entière.

Dites adieu à la bouffissure !

Il se peut que vous ressentiez une diminution de l'inflammation, de sorte que toute bouffissure sur le visage, la peau, les mains ou les pieds peut commencer à diminuer.

Les douleurs chroniques qui font partie intégrante de votre journée peuvent diminuer ou disparaître complètement. Ensuite, vous pourriez commencer à remarquer que vous perdez quelques kilos en trop, que vous vous endormez plus facilement et que la qualité de votre sommeil est meilleure. Vous bougerez et tournerez moins la nuit, et par conséquent vous vous réveillerez rafraîchi et reposé au lieu d'être groggy et désorienté.

Si vous faites de l'exercice régulièrement, vous pourriez aussi trouver plus facile de passer à travers vos séances d'entraînement.

Psychologie de la faim

La faim est délicate parce que, d'une part, il y a la vraie faim physiologique ; d'autre part, il y a la faim mentale. En termes simples, la faim physique se produit lorsque votre estomac est vide. Vous pouvez ressentir le vide physique dans votre estomac ainsi qu'une faiblesse ou une baisse d'énergie. La faim psychologique est le résultat d'un désir de manger par habitude ou par ennui ou à cause d'indices extérieurs.

Bien que vous puissiez faire ces choses inconsciemment, lorsque vous en prenez conscience, vous pouvez changer la façon dont elles vous affectent. Au lieu de manger sans réfléchir parce que vous participez à une activité sociale ou parce que votre conjoint a faim, faites attention à ce que vous ressentez vraiment.

Avez-vous vraiment faim ou êtes-vous simplement tenté par l'un de ces indices ? Dans ce dernier cas, vous pouvez soit changer votre environnement, soit utiliser l'une des quelques techniques utiles fournies dans ce chapitre pour réduire votre faim.

Notez le tout

Une bonne façon de suivre les changements est de noter tous les symptômes que vous ressentez avant de commencer votre plan de jeûne intermittent.

Essayez de creuser profondément et d'être vraiment complet, en énumérant même les choses que vous avez traitées pendant longtemps ou que vous pensez n'avoir rien à voir avec vos habitudes alimentaires.

Après avoir jeûné pendant quelques semaines, réécrivez votre liste et comparez les deux listes. Réécrivez votre liste toutes les deux semaines par la suite. Cela peut vous aider à suivre les améliorations auxquelles vous ne vous attendez peut-être même pas, et il est probable que vous serez agréablement surpris.

Indices de la faim

Les signaux de la faim nous incitent à manger, même quand nous n'avons pas faim. Il existe trois types d'indices de la faim : sensoriels, sociaux et normatifs.

Un repère sensoriel externe est tout ce qui suscite votre désir de manger en ciblant vos sens. Par exemple, vous pouvez sentir votre repas préféré ou voir un contenant rempli de biscuits fraîchement cuits. Selon les recherches, l'exposition à des indices sensoriels externes peut augmenter considérablement votre désir de manger, même lorsque votre estomac est plein et que vous n'avez pas vraiment faim.

La nourriture est devenue un moyen pour les gens de se divertir et de faire plaisir aux autres. Sortir manger au restaurant est maintenant un passe-temps favori, et vous pouvez rarement aller à une fête ou à un autre événement sans qu'on vous offre tous les types de nourriture. Ces tentations sont des indices sociaux. Dans plusieurs de ces cas, il est probable que vous mangerez même si vous n'avez pas faim ; souvent vous ne vous en rendrez même pas compte.

Le dernier type d'indices de la faim est des indices normatifs ; ce sont des choses comme la taille des portions ou la taille des assiettes, qui influent sur la quantité d'aliments que vous mangez. Vous ne vous rendez peut-être même pas compte que vous êtes affecté par ces choses, mais la recherche montre que lorsque vous utilisez des assiettes plus grandes, vous avez tendance à vous servir davantage et, par conséquent, vous mangez plus.

Buvez assez d'eau

Pendant vos périodes de jeûne (et en général), l'eau devrait être votre meilleure amie. Vous avez probablement entendu dire que la soif est souvent confondue avec la faim, alors rester hydraté peut aider à diminuer tout faux signal de faim.

À votre réveil, buvez un quart de litre d'eau. Vous pouvez vous préparer en prenant un verre d'eau sur votre table de nuit lorsque vous allez dormir.

Buvez régulièrement de l'eau tout au long de la journée. Si vous faites beaucoup d'exercice ou si vous perdez beaucoup de sueur d'une autre façon, il se peut que vous ayez besoin de boire encore plus.

Vous devrez également ajouter un verre d'eau supplémentaire pour chaque tasse de café ou autre diurétique que vous buvez, alors gardez cela à l'esprit. Plus vous êtes hydraté, moins vous aurez de faux signaux de faim.

Restez occupé

Combien de fois avez-vous pensé que vous aviez faim, mais il s'est avéré que vous vous ennuyiez tout simplement ? Un instant, vous êtes assis devant la télévision et l'instant d'après, vous fouillez le garde-manger à la recherche de quelque chose à grignoter. Puis, en un rien de temps, un sac entier de chips est vide et vous ne savez même pas comment c'est arrivé.

La meilleure façon d'éviter ces grignotages stupides est de vous occuper, vous et vos mains. Remplissez votre emploi du temps de plaisir et d'amis. Réalisez des projets créatifs ou plongez-vous pleinement dans le travail. Si vous vous sentez ennuyé et que vous êtes tenté de manger juste pour le plaisir de manger, appelez un ami ou allez faire une promenade dans le quartier.

Atténuez le stress

Le stress est un problème majeur dans le monde entier. Environ 77 % des Américains déclarent ressentir régulièrement des symptômes physiques causés par le stress, et 33 % d'entre eux disent vivre avec un stress extrême.

Le stress peut entraîner non seulement un gain de poids, mais aussi des maladies cardiaques, le diabète, des maux de tête, la dépression, l'anxiété et des problèmes gastro-intestinaux.

L'une des façons immédiates dont le stress contribue à la prise de poids est de vous inciter à consommer des aliments réconfortants — comme la pizza ou la crème glacée — dont vous n'aurez peut-être pas envie lorsque votre niveau de stress sera mieux contrôlé.

Vous avez probablement entendu parler de l'alimentation émotionnelle. Bien que certaines personnes aient tendance à perdre l'appétit sous l'effet d'un stress élevé, bon nombre d'entre elles ont un appétit accru pour des aliments qui ne sont pas propices à un mode de vie sain.

Pour éviter les dangers du stress, vous voudrez trouver des moyens de gérer votre stress. La gestion du stress est particulièrement utile pour éloigner les signaux de la faim. Une fois votre niveau de stress maîtrisé, vous serez en mesure de concentrer votre attention sur votre plan alimentaire et de suivre les étapes qui vous aideront à atteindre vos objectifs.

Dormez suffisamment

On ne saurait trop insister sur l'importance du sommeil, non seulement pour éviter la faim, mais aussi pour votre santé en général.

Le sommeil est nourrissant et réparateur, et quand vous n'en avez pas assez, il peut vous déstabiliser complètement dans tous les aspects de votre vie.

Lorsque vous êtes stressé, il est facile de lésiner sur le sommeil et d'essayer d'éliminer quelque chose de votre liste de choses à faire, mais ne le faites pas !

Le temps du sommeil est le moment où votre cerveau et votre corps se réparent et se rechargent, et il est vital pour gérer votre niveau de stress et vos hormones de la faim.

Le sommeil contribue également à améliorer l'humeur et les niveaux d'énergie, à accroître la capacité de concentration et à accroître la volonté, ce qui est extrêmement important aux premiers stades du jeûne intermittent.

Ghréline et Leptine

Il y a deux hormones principales — la ghréline et la leptine — impliquées dans la réponse à la faim. La ghréline est l'hormone de la faim, et quand elle est libérée dans votre corps, elle dit à votre cerveau : Hé, vous avez faim, mangeons. La leptine est l'hormone de satiété qui dit : D'accord, vous êtes satisfait maintenant. Tu peux arrêter de manger.

Lorsque vous manquez de sommeil, la quantité de ghréline produite par votre corps augmente, tandis que la quantité de leptine produite diminue. Par conséquent, votre corps vous dit constamment que vous avez faim et rarement, sinon jamais, que vous êtes satisfait.

En plus de ce déséquilibre hormonal, votre métabolisme ralentit lorsque vous manquez de sommeil, de sorte que vous ne brûlez pas aussi efficacement les aliments que vous mangez. Pour toutes ces raisons, donnez toujours la priorité au sommeil.

Restez concentré

La chose la plus importante que vous pouvez faire pour assurer votre succès avec le jeûne intermittent est d'avoir un plan.

La première étape consiste à déterminer quel type de jeûne vous allez faire. Une fois que vous avez déterminé le type de jeûne, établissez un horaire. Tu vas jeûner tous les jours ? Quels temps jeûnerez-vous et quels temps nourrirez-vous ?

Une fois que vous avez établi votre ligne du temps, un autre élément essentiel est de déterminer ce que vous allez manger au moment d'entrer dans votre état nourri. Allez-vous suivre un régime alimentaire spécifique (comme le régime cétogène ou le régime Paléo) ou allez-vous vous en tenir à un régime alimentaire de base propre sans véritable règle ?

Éliminez les déclencheurs

Recherchez les choses qui déclenchent votre faim psychologique, puis évitez-les. Jusqu'à présent, vous étiez peut-être en pilote automatique quand il s'agit de manger. Vous n'avez pas vraiment prêté attention à ce qui se passe autour de vous ou à ce qui influence la quantité ou le type de nourriture que vous mangez.

Par exemple, avez-vous un être cher qui mange deux fois plus que vous ? Gardez-vous vos collations préférées dans le garde-manger ou le réfrigérateur à portée de vue chaque fois que vous ouvrez les portes ? Organisez-vous des activités sociales autour de la nourriture ? Quels types de restaurants choisissez-vous pour ces événements, ou quels types de plats faites-vous avec vos amis ?

Trouver ce qui vous incite à manger davantage — ou à choisir des aliments malsains — vous aidera beaucoup non seulement à maintenir le jeûne intermittent comme mode de vie, mais aussi à préserver votre santé. Entourez-vous de gens qui appuient vos changements de style de vie et évitez — ou limitez votre temps — avec des gens qui pourraient saboter vos efforts.

Concevez votre plan de repas

Vous devrez d'abord élaborer votre plan de repas. Vous pouvez planifier quelques jours, une semaine ou même le mois entier. Trouvez des recettes simples et notez tout ce que vous mangerez et à quelle heure.

Lorsque vous commencez par un jeûne intermittent et la planification des repas, l'excitation peut vous inciter à rechercher de la fantaisie, de nouvelles recettes ou beaucoup de variété, mais lorsque vous en êtes aux premières étapes d'un nouveau mode de vie, l'une des choses les plus bénéfiques que vous pouvez faire est de vous en tenir aux principes de base et non de trop compliquer les choses.

Suivez ce que vous savez

Tenez-vous-en à des aliments que vous connaissez déjà et à des recettes qui ne prendront pas trop de temps à préparer ou qui vous obligeront à acquérir de nouvelles compétences en cuisine ou à acheter de nouveaux ustensiles de cuisine.

Vous aurez tout le temps d'essayer de nouvelles choses après vous être habitué à l'essentiel et votre corps et votre esprit s'adapteront aux changements. Le but de la préparation des repas est de vous faire sentir moins accablée, et non d'ajouter du stress inutile.

Il y a des planificateurs de repas et des traqueurs en ligne ainsi que des applications téléphoniques que vous pouvez utiliser pour faire le suivi de vos repas, mais vous n'avez pas besoin d'outils ou de logiciels sophistiqués si la technologie n'est pas votre truc. Vous pouvez rester simple en enregistrant tout dans un carnet.

Établissez une liste de courses

Une fois que vous avez préparé vos recettes et votre plan de repas, il est temps de déterminer ce dont vous avez besoin. Vérifiez votre réfrigérateur et votre garde-manger avant d'écrire votre liste d'épicerie afin de ne pas acheter ce que vous avez déjà. Après avoir dressé une liste des choses que vous avez sous la main, dressez une liste d'épicerie des autres articles dont vous aurez besoin pour préparer vos recettes et vos repas de la semaine (ou pour la période que vous aurez choisie).

Vous pouvez gagner encore plus de temps en organisant votre liste d'épicerie en fonction de l'endroit où se trouvent les articles dans le supermarché. Vous pouvez dresser la liste de toutes les viandes, de tous les produits et de tous les articles réfrigérés ensemble. Si vous avez besoin d'aller dans différents magasins pour toute offre ou tout article spécialisé, organisez vos listes par magasin.

Préparez vos repas

Une fois les bases acquises, la préparation des repas peut vous aider à rester sur la bonne voie et vous empêcher de prendre un repas malsain en période de faim.

La recherche montre que les personnes qui préparent leurs repas à l'avance réussissent mieux à atteindre leurs objectifs en matière de santé et de nutrition et, à long terme, à économiser temps et argent. Au fur et à mesure que vous entrez dans le rythme du jeûne intermittent et de votre nouvelle façon de manger, vous pouvez ajuster vos repas et votre routine de préparation.

L'organisation est l'un des éléments les plus importants d'une bonne préparation des repas. Cela peut sembler intimidant ou comme une perte de temps de s'asseoir, d'organiser des recettes et de tout écrire, mais cela vous fera gagner du temps.

La quantité de repas que vous préparez à l'avance et le temps que vous passez à cuisiner dépendent entièrement de vous. Certaines personnes passent trois ou quatre heures le dimanche à préparer les repas pendant toute la semaine. D'autres passent quelques heures le dimanche à préparer les repas pour les prochains jours, puis passent quelques heures de plus le mercredi à préparer les repas pour le reste de la semaine. Quel que soit le style de préparation des repas que vous choisissez, l'organisation est essentielle.

Évitez les aliments malsains

Veillez à suivre un régime alimentaire bien équilibré afin de fournir à votre corps une alimentation suffisante, même si vous choisissez de jeûner. Il est important de garder à l'esprit qu'une grande partie du jeûne intermittent consiste à accumuler un déficit calorique à la fin de la semaine pour favoriser une perte de poids supplémentaire. Ainsi, si vous comblez votre corps de malbouffe à haute teneur en calories lorsque vous entrez dans une fenêtre de repas, c'est défaire tout votre effort. En faisant des choix sains à tout moment, vous améliorerez l'efficacité globale de vos efforts de perte de poids, c'est garanti.

Mangez consciencieusement

Un repas devrait être quelque chose que vous savourez, pas quelque chose que vous vous précipitez à votre bureau pendant que vous travaillez ou dans votre voiture entre les courses.

Une partie de la santé optimale consiste à manger lentement et consciencieusement pour que vous puissiez profiter de chaque bouchée — et vous pouvez prêter attention aux signaux qui vous indiquent quand vous en avez assez. Puisque vous mangerez moins de repas lorsque vous jeûnez de façon intermittente, c'est encore plus une raison de ralentir et d'apprécier le processus.

Traitez vos repas comme s'il s'agissait d'une partie importante de votre journée et pas seulement d'une réflexion après coup. Quand il est temps de manger, arrêtez tout le reste et asseyez-vous pour un bon repas. Préparez votre corps à la digestion en prenant une grande respiration et en passant à un état détendu.

Dois-je nettoyer mon assiette ?

Oubliez le nettoyage de votre assiette. Dès le plus jeune âge, on vous apprend à tout enlever de votre assiette. On vous a peut-être dit de ne pas gaspiller de nourriture ou qu'il y a des enfants affamés dans d'autres parties du monde qui aimeraient un repas chaud.

Bien que le sentiment qui sous-tend ces déclarations soit censé être positif, elles peuvent se retourner contre elles à long terme. Vous portez ces idées à l'âge adulte et pouvez avoir tendance à manger chaque bouchée de nourriture dans votre assiette, même si vous êtes rassasié à la moitié du repas.

Cela ne veut pas dire que vous devriez gaspiller de la nourriture, mais au lieu de vous surcharger dans l'intérêt de nettoyer votre assiette, servez-vous une plus petite portion pour commencer, ou gardez ce que vous ne pouvez pas manger pour votre prochain repas. Écoutez votre corps et les signaux qui vous disent que vous êtes plein et honorez ces signaux.

Les petites assiettes sont meilleures !

C'est peut-être une ruse de l'esprit, mais des assiettes plus petites peuvent aider à contrôler les portions. Quand vous tenez une assiette, vous avez tendance à la remplir. Cela signifie que lorsque vous avez une grande assiette, vous vous servirez généralement plus de nourriture que si vous aviez une assiette plus petite.

Au lieu d'une assiette à dîner, optez pour une assiette à salade ou une assiette de hors-d'œuvre. Si vous avez encore faim, vous pouvez toujours revenir en arrière pour quelques secondes, mais donnez-vous le temps de laisser le temps à votre nourriture de se stabiliser.

C'est souvent une bonne pratique de laisser passer de cinq à dix minutes entre le moment où vous avez fini de manger et le moment où vous retournez pour une deuxième portion. Cela donne à votre corps une chance de décider si vous avez vraiment faim.

Prenez votre temps

Le monde d'aujourd'hui est « go, go, go. » Les gens ont tendance à se précipiter tout au long de la journée et manger n'est pas différent. La prochaine fois que vous vous asseyez pour un repas, prenez une respiration et ralentissez. Posez vos ustensiles entre les bouchées et mâchez lentement au lieu de vous précipiter pour entrer et avaler chaque bouchée aussi vite que possible.

Faites attention à ce que vous mangez. Quand avez-vous prêté attention pour la dernière fois à la texture des aliments que vous mangez ? Le croquant des amandes, le piquant de votre vinaigrette et la fraîcheur d'une bouchée d'avocat passent souvent inaperçus lorsque vous vous précipitez dans votre repas pour arriver au moment suivant.

N'oubliez pas de prêter attention non seulement à la saveur de vos aliments, mais à l'ensemble de l'expérience. Manger un repas est censé être agréable. Prends tout ce qu'il y a dedans.

Choisissez le bon régime alimentaire

Bien que le terme régime alimentaire soit communément associé à un certain type de restriction alimentaire, gardez à l'esprit que la définition principale du régime alimentaire est le type d'aliments qu'une personne mange habituellement, et c'est ainsi que vous devriez interpréter le terme ici.

Il n'y a pas de régime spécifique que vous devez suivre lorsque vous jeûnez de façon intermittente, mais bien sûr, vous récolterez le plus d'avantages si vous choisissez un régime riche en éléments nutritifs, des aliments non transformés.

Il y a quelques régimes qui sont des compléments populaires au jeûne intermittent, mais ne sont pas pris dans le dogme. Vous n'êtes pas obligé de suivre un plan diététique exactement tel qu'il est écrit.

Par exemple, si vous décidez de suivre un régime Paléo, mais que vous découvrez que votre corps se porte bien avec le riz brun, vous pouvez l'ajouter. Il n'est pas nécessaire d'omettre un aliment pour de bon simplement parce qu'il ne relève pas d'un titre diététique. Utilisez l'alimentation intuitive pour déterminer la meilleure approche à adopter.

N'observez pas trop la balance

Si la perte de poids est l'un de vos objectifs, ne vous fiez pas uniquement à la balance. Votre poids réel peut fluctuer considérablement d'un jour à l'autre, et vous pourriez ne pas voir de grands changements dans les chiffres, même lorsque votre corps subit une transformation massive. Vous pouvez utiliser la balance comme un outil, mais prenez ces chiffres quotidiens avec un grain de sel.

Avant et Après

Prenez plutôt des photos « avant » et « après » (ou progrès). Au bout du compte, vous pouvez les comparer côte à côte pour voir comment votre corps a changé au fil du temps.

Les photos peuvent être un outil très motivant parce que lorsque vous vous voyez tous les jours, vous ne remarquez peut-être pas les petits changements qui se produisent, mais lorsque vous comparez des photos qui ont été prises à un mois d'intervalle, les changements peuvent être beaucoup plus visibles.

Ne laissez pas l'insatisfaction actuelle de votre corps vous empêcher de prendre des photos « avant ». Vous serez heureux de les avoir en bas de la route.

Mesures du corps

Il est utile de prendre des mesures corporelles. Vous pouvez commencer à développer une masse musculaire plus maigre, surtout si vous faites de l'exercice ou de la musculation régulièrement.

Lorsque votre corps commence à changer, vous ne remarquerez peut-être pas trop de changement sur l'échelle, mais la composition de votre corps peut changer radicalement. Les mesures peuvent vous aider à suivre vos progrès en documentant les centimètres perdus dans différentes parties de votre corps.

Vous devrez prendre les mesures suivantes :

- Buste : mesurez tout autour de votre buste, en gardant le ruban à mesurer en ligne avec vos mamelons.

- Poitrine : mesurer directement sous les seins ou les muscles pectoraux et tout autour du dos.
- Hanches : trouvez la zone la plus large de vos hanches et mesurez tout autour.
- Genoux : mesurez tout autour du genou, directement au-dessus du genou, en vous tenant droit.
- Avant-bras : mesurez tout autour de la partie la plus large de l'avant-bras sous le coude.
- Cuisses : mesurez tout autour de la partie la plus pleine de la jambe en vous tenant droit.
- Bras : mesurez tout autour de la partie la plus large de votre bras au-dessus de votre coude.
- Taille : trouvez la partie la plus étroite de votre taille, généralement juste sous votre cage thoracique, et mesurez tout autour.

Pour mesurer correctement, vous aurez besoin d'un ruban à mesurer non extensible. Gardez le ruban à niveau autour de votre corps et parallèlement au sol. Lorsque vous prenez vos mesures, enroulez le ruban autour de votre corps aussi près que possible de votre peau, mais ne serrez pas trop fort pour que le ruban à mesurer ne coupe pas votre peau ou ne fasse pas d'entaille. Il est utile que quelqu'un d'autre prenne vos mesures pour vous afin que vous puissiez vous tenir droit ; si vous n'avez personne de disponible, prenez vos mesures devant un miroir pour vous assurer que vous maintenez le ruban à niveau et que vous mesurez aux bons endroits.

Dressez une liste de vos mesures dans un ordinateur portable ou dans le bloc-notes de votre téléphone. Prenez vos mesures toutes les quelques semaines et notez les chiffres au même endroit à chaque fois. Au fil du temps, vous pouvez utiliser les mesures pour suivre vos progrès.

Il y aura des hauts et des bas

Comme tout dans la vie, vous connaîtrez des hauts et des bas avec des jeûnes intermittents, surtout au tout début. Ne vous attendez pas à ce que tout se passe en douceur dès le départ et ne vous laissez pas prendre par la perfection.

Vous allez faire une erreur : vous allez manger à l'extérieur de votre période d'alimentation parfois, et c'est bien. Si vous y allez en sachant que vous allez faire de votre mieux, mais aussi en comprenant que cela peut prendre un peu de temps pour vous habituer à la transition, vous serez moins susceptible de vous faire du mal lorsque les choses ne se passent pas tout à fait comme prévu.

Comme vous le constatez, il existe une multitude de choses différentes que vous pouvez faire pour tirer le meilleur parti du jeûne intermittent. Cela ne signifie pas pour autant que vous devez vous attendre à une perte de poids constante, quelle que soit la rigueur de votre jeûne. Vous perdrez probablement du poids au début, lorsque votre corps s'adaptera à la diminution du nombre de calories dans son système, mais cela commencera et s'arrêtera probablement pendant toute la durée de votre jeûne. Les effets sont particulièrement perceptibles après les premières semaines de la transition, car votre corps essaie de conserver tout ce qu'il a jusqu'à ce qu'il puisse comprendre ce qui se passe. Une fois qu'il a compris le programme, les choses devraient toutefois se dérouler comme prévu.

Chaque programme de perte de poids connaît des périodes de stabilisation. C'est simplement une partie de la perte de poids qui ne peut pas être atténuée. Tant que vous restez constant, la perte de poids finira par reprendre. La pire chose que vous puissiez faire est d'essayer de changer les choses pour remettre la perte de poids sur les rails, car cela ne fera que rendre plus difficile pour votre corps de recommencer à perdre du poids. Au contraire, si vous maintenez le cap et continuez à faire du bon travail, vous commencerez à voir les résultats avant même de vous en rendre compte.

Chapitre 6 : Quelle alimentation en jeûne intermittent ?

Le jeûne intermittent ne consiste pas seulement à ne pas manger ; il s'agit aussi d'être plus conscient des aliments que vous mangez. Tout comme il existe différentes méthodes de jeûne, il existe différents régimes que vous pouvez suivre, y compris le régime Paléo et le régime cétogène.

Vous devez trouver celui qui fonctionne pour vous et qui accomplit ce que vous voulez. De plus, vous devez faire de bons choix lorsque vous magasinez, en trouvant des aliments et des boissons qui favorisent une santé maximale.

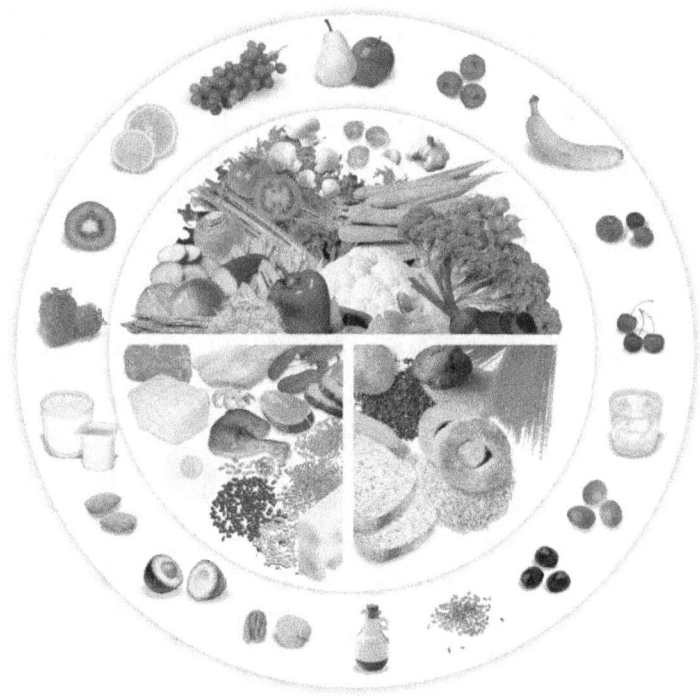

Maintenir un ratio de glucides, de protéines et de lipides

La plupart des régimes alimentaires mettent l'accent sur les macronutriments (glucides, protéines et lipides). Il existe des régimes à faible teneur en glucides et à haute teneur en lipides et des régimes à faible teneur en lipides et à haute teneur en glucides.

Il y a aussi l'IIFYM qui est basé sur le principe que vous pouvez manger ce que vous voulez tant que vous maintenez le ratio de glucides, protéines et graisses qui convient à votre corps. Bien que certains de ces régimes soient axés sur la qualité des aliments, il manque une pièce maîtresse du casse-tête de la santé : les micronutriments.

Les glucides, les protéines et les lipides sont des macronutriments ; les vitamines et les minéraux sont aussi des micronutriments. Cependant, ce n'est pas parce que le corps a besoin de micronutriments en plus petites quantités qu'ils sont moins importants. En fait, on ne saurait trop insister sur l'importance d'obtenir des quantités adéquates de micronutriments.

L'importance des micronutriments

Treize vitamines et seize minéraux (appelés micronutriments) sont nécessaires en quantité suffisante chaque jour. Ces vitamines et minéraux aident à maintenir toutes les fonctions de votre corps en bon état de fonctionnement. Certains affectent votre sang, d'autres vous aident à métaboliser les glucides, les protéines et les graisses. Bien sûr, cela ne touche que la surface. Ces vitamines et minéraux, ainsi que d'autres, jouent de nombreux autres rôles dans votre corps.

Si votre apport en vitamines et en minéraux est insuffisant, avec le temps, vous développerez une carence. Bien que cela ne semble pas être un gros problème, même une petite carence en un micronutriment peut causer des problèmes de santé majeurs.

De faibles taux de vitamine D ont été associés à la dépression (en particulier le trouble affectif saisonnier, qui survient pendant les mois d'hiver) et au syndrome du côlon irritable. Une carence en magnésium peut causer des battements cardiaques irréguliers, des contractions et des crampes musculaires, de l'hypertension artérielle, de la fatigue, de la dépression et de l'apathie (manque d'émotion). Les carences en vitamine B12 peuvent présenter des troubles psychologiques tels que la démence, la paranoïa et la dépression majeure.

Alimentation d'un régime cétogène

Le régime cétogène est l'un des régimes les plus populaires pour accompagner le jeûne intermittent. Les personnes qui aiment le jeûne intermittent ont tendance à pencher en faveur de ce régime parce que les deux approches se complètent bien : lorsqu'elles sont utilisées en combinaison, elles vous propulseront rapidement dans un état chronique de cétose (un état physiologique dans lequel votre corps brûle des graisses pour l'énergie plutôt que des glucides).

Lorsque vous suivez un régime cétogène, la plupart de vos calories proviennent des matières grasses et votre apport en glucides est fortement restreint. Contrairement à d'autres régimes, un régime cétogène exige que vous teniez compte de la quantité exacte de matières grasses, de glucides et de protéines que vous consommez.

Un régime cétogène typique a une décomposition en macronutriments comme suit :

- 60 à 75 pour cent des calories proviennent des matières grasses
- 15 à 30 pour cent des calories proviennent des protéines
- 5 à 10 pour cent des calories proviennent des glucides

Alimentation d'un régime Paléo

Le régime Paléo est un autre régime populaire qui accompagne le jeûne intermittent parce que, comme le jeûne, il est conçu selon les habitudes alimentaires de vos ancêtres. Le concept de base d'un régime Paléo est de ne consommer que des aliments qui étaient à la disposition des chasseurs et des cueilleurs à l'époque paléolithique. Bien sûr, cette définition est sujette à interprétation parce que vos ancêtres paléolithiques n'auraient pas accès à des choses comme des pots de beurre d'amande, mais vous voyez l'idée.

Lorsque vous suivez un régime Paléo, vous pouvez manger :

- Œufs
- Poisson
- Fruits
- Graisses saines (huile d'avocat, huile de noix de coco, huile d'olive, ghee)
- Viande
- Édulcorants naturels (miel cru, sirop d'érable, sucre de coco)
- Fruits à coque et graines
- Volaille
- D'un autre côté, vous devrez éviter :
- Alcool
- Produits laitiers (lait, fromage, crème glacée, beurre)
- Céréales (blé, avoine, orge, seigle, quinoa, couscous, amarante, millet, maïs)
- Légumineuses (soja, arachides, pois chiches, haricots)
- Édulcorants raffinés et artificiels (sucre blanc, sirop de maïs à haute teneur en fructose, sucralose, aspartame)

Alimentation d'un régime Low-FODMAP

Les FODMAPs (oligosaccharides fermentescibles, disaccharides, monosaccharides et polyols) sont des glucides à chaîne courte qui peuvent causer des troubles digestifs chez ceux qui ont une sensibilité digestive. Un régime à faible teneur en FODMAP est généralement recommandé pour les personnes souffrant de troubles digestifs chroniques ou de syndrome inexpliqué du côlon irritable. Lorsque vous suivez un régime à faible teneur en FODMAP, vous éviterez certaines catégories de glucides, dont les suivants :

- **Oligosaccharides** : blé, seigle, légumineuses, ail, oignons, poireaux, asperges, asperges, jicama, fenouil, betteraves et choux de Bruxelles.
- **Disaccharides** : sucre blanc, lait, yogourt et fromages à pâte molle comme le fromage à la crème et le fromage cottage.
- **Monosaccharides** : pêches, prunes, poires, nectarines, mangues, melon d'eau, pommes et miel.
- **Polyols** : mûres, avocats, patates douces, choux-fleurs, pois mange-tout et champignons.

Si vous suivez un régime pauvre en FODMAP, vous éliminerez complètement tous les aliments riches en FODMAP pendant environ un mois. Après cette période d'élimination initiale, vous pouvez réintroduire un aliment riche en FODMAP à la fois pour voir comment votre corps réagit. Si vous n'avez pas de troubles digestifs, il est probable que votre corps puisse supporter cet aliment. Si vous souffrez de troubles digestifs, il est probable que vous soyez sensible à cet aliment et vous feriez bien de l'éviter autant que possible.

Alimentation d'un régime Low-Carb

Un régime faible en glucides est semblable à un régime cétogène en ce sens que vous limitez la quantité de glucides que vous consommez chaque jour. Cependant, un régime traditionnel faible en glucides n'est pas aussi riche en matières grasses et permet une consommation plus modérée de protéines qu'un régime cétogène.

De nombreux régimes à faible teneur en glucides suggèrent une période initiale de très faible apport en glucides — environ deux semaines — au cours de laquelle on élimine presque tous les aliments contenant des glucides, sauf les légumes à faible teneur en glucides. Pendant cette période initiale, vous perdrez beaucoup de poids en eau.

Après ces deux semaines, vous passerez à un programme plus durable dans lequel vous pourrez inclure des sources saines de glucides, comme d'autres légumes, certains fruits et des céréales complètes sans gluten. L'objectif principal d'un régime standard faible en glucides est d'abaisser la glycémie et les taux d'insuline et de favoriser la perte de poids.

Céréales

Bien sûr, quand il s'agit de céréales, le gluten est le plus controversé. Bien que la maladie cœliaque — une incapacité à digérer correctement le gluten — soit largement répondue, de nombreuses personnes ne croient pas à la sensibilité au gluten non cœliaque. Mais la recherche montre que le gluten peut endommager la paroi intestinale (et causer des symptômes de la maladie cœliaque) même chez les personnes qui n'en sont pas atteintes.

Les grains sans gluten comprennent le riz brun, le riz sauvage, le quinoa, le sarrasin, le millet, le teff et l'amarante. L'avoine ne contient techniquement pas non plus de gluten, mais à cause de la façon dont elle est fabriquée, elle est presque toujours contaminée par le gluten. Si vous voulez inclure l'avoine dans votre alimentation, choisissez des marques qui sont spécifiquement étiquetées comme étant sans gluten.

Faites de vos céréales des grains plus sains

Faites tremper vos grains avant de les consommer. Le trempage des grains peut aider à décomposer les phytates et à neutraliser les lectines, de sorte que les grains sont plus faciles à digérer et que vous êtes capable d'absorber tous les minéraux qu'ils contiennent. Pour faire tremper les grains, placez-les dans un bol et recouvrez-les complètement d'eau chaude. Pour chaque tasse d'eau que vous ajoutez au bol, vous devez également ajouter une cuillère d'un milieu acide, comme le jus de citron ou le vinaigre de cidre de pomme. Par exemple, si vous avez besoin de 3 tasses d'eau pour couvrir vos grains, ajoutez 3 cuillères de jus de citron à l'eau, puis recouvrez le bol d'un milieu respirable, comme un torchon propre. Ensuite, laissez reposer les grains pendant douze heures. Une fois que les grains ont trempé pendant un temps suffisant, rincez-les à l'eau froide et poursuivez votre recette comme d'habitude.

Une autre option est de germer vos grains ou d'utiliser des grains déjà germés. Les fabricants de produits alimentaires ont compris les avantages pour la santé de la germination de vos grains, et de nombreuses entreprises offrent maintenant des grains qui sont déjà germés, ce qui peut vous faire économiser temps et efforts. Si vous ne pouvez pas trouver des grains déjà germés dans votre épicerie locale, vous pouvez les consulter en ligne ou les faire germer vous-même.

Faites germer vos grains

La germination prend beaucoup plus de temps que le trempage des grains parce qu'il faut attendre que le grain s'ouvre et forme une germination. Pour faire germer vos propres grains, suivez le processus de trempage, puis transférez les grains trempés et égouttés dans un pot en verre — un pot Mason fonctionne bien. Couvrir le pot d'une toile à fromage et laisser reposer les grains dans le pot humide à température ambiante pendant un à cinq jours. Vous saurez quand ils seront prêts parce que les grains se fissureront et qu'une pousse verte sera visible. Vous pouvez conserver les grains germés au réfrigérateur jusqu'à une semaine.

Produits laitiers

Le lait est un autre produit controversé dans le monde de la nutrition. Vous avez probablement entendu dire à quel point le lait est bon pour les os. La vérité est que le lait n'est pas aussi bon pour vos os que vous le pensez. En fait, dans les pays où la consommation de lait est la plus faible ont les taux de fractures et d'ostéoporose les plus faibles, une condition dans laquelle les os deviennent fragiles et sont plus sujets aux fractures.

De plus, de nombreuses personnes ont de la difficulté à digérer les protéines et les sucres présents dans le lait. En effet, avec l'âge, la production de lactase, l'enzyme dont vous avez besoin pour digérer correctement le lait, diminue naturellement.

Cependant, cela ne veut pas dire que vous ne pouvez pas consommer de produits laitiers, mais il y a certaines options qui sont meilleures que d'autres. Si vous prévoyez inclure des produits laitiers dans votre alimentation, choisissez des produits laitiers provenant de vaches nourries à l'herbe.

Vous pouvez habituellement trouver du lait, du beurre et du fromage nourris à l'herbe dans les magasins locaux. Les produits laitiers alimentés à l'herbe ont une teneur plus élevée en oméga-3, contrairement aux produits laitiers conventionnels, qui en contiennent davantage. Les oméga-6 ne sont pas intrinsèquement mauvais, mais lorsque vous en mangez trop (ce que font de nombreux Américains), cela peut entraîner une inflammation chronique.

Les produits laitiers cultivés nourris à l'herbe, comme le yogourt et le kéfir, sont également de bons choix ; toutefois, assurez-vous qu'ils sont entiers et nature. Les yogourts aromatisés et les kéfirs sont souvent chargés de sucre.

Viande et volaille

La viande est un autre produit controversé qui a été vilipendé au fil des ans en raison de sa teneur en gras saturés. Lorsque les régimes à faible teneur en gras sont devenus vraiment populaires, la viande rouge a été un grand non non non ; mais depuis, la science a démontré que les gras saturés n'ont pas un aussi grand impact sur les maladies cardiaques qu'on le pensait auparavant. En fait, les bons types de gras saturés peuvent protéger contre les maladies du cœur.

L'ancienne école de pensée était que les graisses saturées augmentaient le cholestérol, ce qui augmentait le risque de maladie cardiaque ; mais la recherche démontre maintenant que, bien que les graisses saturées puissent augmenter la quantité de LDL dans votre sang, elles créent les grosses particules de LDL qui ne collent pas aux parois des artères (comparativement aux petites particules de LDL qui se bloquent sur ces parois et qui peuvent causer un blocage, augmentant ainsi votre risque de maladie cardiaque). Les graisses saturées augmentent également les taux de HDL, ce qui protège contre les maladies cardiaques.

La viande est également l'une des principales sources de vitamine B12. En fait, la vitamine B12 ne peut provenir que de produits d'origine animale (bien qu'elle soit ajoutée à certains aliments, dont certaines céréales enrichies). La viande contient également les autres vitamines B, la vitamine D, la vitamine E, les acides aminés, les antioxydants et plusieurs minéraux.

Tout comme pour les produits laitiers, il est important de choisir des viandes de haute qualité nourries à l'herbe. La viande conventionnelle provient de vaches nourries avec des cultures OGM (organismes génétiquement modifiés), des céréales et même du sucre. Cela permet d'engraisser les vaches plus rapidement pour qu'elles produisent plus, mais cela affecte le contenu nutritionnel de leur viande. La viande nourrie à l'herbe contient jusqu'à cinq fois plus d'acides gras oméga-3 que la viande conventionnelle et beaucoup moins d'oméga-6.

La viande nourrie à l'herbe contient également une graisse appelée acide linoléique conjugué, ou CLA. L'ALC agit comme antioxydant et il a été démontré qu'elle réduit le risque de maladie cardiaque, arrête la croissance des tumeurs cancéreuses, prévient l'athérosclérose, diminue les triglycérides et réduit le risque de développer le diabète de type 2. Tous les aliments d'origine animale contiennent une certaine quantité de CLA, mais la viande et les produits laitiers nourris à l'herbe en contiennent jusqu'à 500 % de plus que les produits laitiers et la viande provenant de vaches nourries au grain.

Comme pour la viande, toutes les volailles ne sont pas identiques. Il y a la volaille qui provient de fermes conventionnelles, et puis il y a la volaille qui est élevée biologiquement et qui peut errer librement, en suivant un régime alimentaire naturel. Souvent, vous verrez des étiquettes sur les volailles et les œufs qui se vantent que les oiseaux ont été « nourris avec un régime végétarien », mais les poulets et les dindes ne sont pas végétariens. Ils aiment chercher les insectes, les tiques et les vers, et c'est ce qui rend leur viande si nutritive. La volaille qui a été autorisée à consommer un régime naturel est plus riche en oméga-3, en vitamines et en minéraux.

Lorsque vous choisissez de la volaille, il est préférable de choisir une combinaison d'élevage biologique et d'élevage en pâturage. Si ce produit n'est pas disponible à votre épicerie locale ou si votre budget ne le permet pas, parlez-en à vos agriculteurs locaux ; généralement, vous trouverez des viandes de haute qualité dans les fermes locales qui ne sont pas étiquetées comme étant des viandes élevées au pâturage ou biologiques.

Œufs

Il y a beaucoup de peur autour du cholestérol, donc les gens séparent souvent leurs œufs, jettent le jaune et ne mangent que le blanc d'œuf. Bien que le blanc de l'œuf contienne des protéines, la plupart des nutriments, comme les vitamines A, D, E et K, les vitamines B, les gras oméga-3, le calcium et le phosphore, se trouvent dans son jaune. N'ayez pas peur de manger l'œuf entier, mais choisissez les types d'œufs que vous consommez sagement.

Beaucoup d'étiquettes et d'allégations nutritionnelles sur les œufs ne sont que des tactiques de marketing. Par exemple, les termes naturel et frais de la ferme ne signifient généralement rien.

D'autres termes, comme sans cage, peuvent sembler bons, mais ils peuvent être trompeurs. Lorsque vous entendez le terme sans cage, vous pouvez imaginer des volailles errant à l'extérieur à la lumière du soleil, mais sans cage signifie simplement que les volailles n'étaient pas dans des cages. Ils auraient pu se trouver dans un entrepôt surpeuplé sans beaucoup d'espace pour se déplacer.

Les meilleurs types d'œufs que vous pouvez obtenir sont bio et élevés au pâturage. Encore une fois, parler aux producteurs d'œufs de votre région est un excellent moyen de trouver des œufs de haute qualité qui sont habituellement plus frais et moins chers que ceux que vous trouverez dans les épiceries.

Fruits de mer

Les fruits de mer sont riches en protéines et en vitamines et minéraux bénéfiques, mais les bienfaits les plus remarquables pour la santé proviennent de deux acides gras oméga-3 spécifiques : l'acide eicosapentaénoïque (EPA) et l'acide docosahexaénoïque (DHA). Il a été démontré que la consommation régulière d'EPA et de DHA réduit le risque de maladie cardiaque, de cancer, de diabète de type 2 et de maladies auto-immunes.

Lorsque vous choisissez du poisson, il est préférable de consommer de plus petites espèces de poissons. Les poissons plus gros qui se trouvent plus haut dans la chaîne alimentaire ont tendance à accumuler plus de mercure et d'autres métaux lourds et toxines dans leur chair.

Les poissons et les mollusques et crustacés qui sont les plus riches en oméga-3 comprennent :

- Hareng
- Maquereau
- Moules
- Huîtres
- Saumon
- Sardines
- Truite

En plus de choisir des poissons plus petits qui sont riches en acides gras oméga-3, il est également préférable de choisir des poissons qui ont été capturés à l'état sauvage plutôt qu'élevé à la ferme.

Comme pour les animaux élevés pour la viande conventionnelle, les poissons d'élevage reçoivent une alimentation qui n'est pas naturelle pour eux. Il peut s'agir de maïs et de céréales.

En raison de leur régime alimentaire non naturel, les poissons d'élevage deviennent riches en acides gras oméga-6 et pauvres en acides gras oméga-3. En fait, selon une analyse publiée dans le Journal of the American Dietetic Association, les acides gras oméga-3 n'ont même pas pu être détectés dans certains poissons d'élevage trouvés dans les épiceries. En plus des niveaux modifiés d'acides gras, les poissons d'élevage accumulent des niveaux plus élevés de toxines et de contaminants dans leur chair.

Fruits et légumes

Vous savez que les fruits et légumes sont bons pour vous. Bien sûr, certains fruits contiennent plus de sucre naturel que d'autres, mais lorsque ce sucre est combiné avec les fibres du fruit, ce n'est pas un problème pour la plupart des gens. Les problèmes proviennent de la consommation d'une trop grande quantité de jus de fruits, qui contient tout le sucre sans aucune fibre, donc lorsque vous mangez des fruits, assurez-vous de les manger entiers et idéalement avec la peau sur (qui contient des fibres).

Il y a aussi des recherches qui montrent que les produits biologiques contiennent non seulement moins de pesticides et d'herbicides que les produits conventionnels, mais qu'ils sont aussi plus riches en certaines vitamines et minéraux.

Si votre budget ne vous permet pas de faire beaucoup de choix biologiques, vous pouvez prioriser les fruits et légumes à acheter en utilisant la liste des douze produits contaminés. La liste indique quels fruits et légumes sont généralement les plus contaminés. Ce sont les produits que vous devriez privilégier en achetant des produits biologiques. Les douze produits contaminés (par ordre décroissant) sont :

- Fraises
- Épinards
- Nectarines
- Pommes
- Raisins de cuve
- Pêches
- Cerises
- Poires
- Tomates

- Céleri
- Pommes de terre
- Poivrons doux et poivrons

En plus de la liste des douze produits contaminés, le Groupe de travail sur l'environnement fournit également une liste des produits qui ont tendance à contenir la plus faible quantité de pesticides et de contaminants. Ces fruits et légumes sont ceux que vous n'avez pas à privilégier en achetant des produits biologiques. Cette liste s'appelle les Quinze Propres (en commençant par les plus propres) :

- Avocats
- Maïs doux
- Ananas
- Choux
- Oignons
- Pois de senteur surgelés
- Papayes
- Asperges
- Mangue
- Aubergines
- Melons miellés
- Kiwis
- Cantaloups
- Chou-fleur
- Brocoli

Gras et huiles

Il n'y a rien à craindre. En fait, l'ajout de gras sains à votre alimentation peut vous fournir des vitamines et des minéraux précieux et vous aider à rester rassasié plus longtemps. La clé, c'est de choisir des matières grasses qui sont bonnes pour vous. Les graisses naturelles et saines sont des éléments essentiels d'une alimentation équilibrée.

La margarine contient des gras trans sous forme d'huiles hydrogénées. Les gras trans ont été créés pour prolonger la durée de conservation des aliments, mais ils ont un effet néfaste sur le taux de cholestérol. Contrairement aux gras saturés, qui augmentent les grosses particules duveteuses de LDL qui n'adhèrent pas aux parois des artères, les gras trans augmentent les petites particules denses de LDL qui s'accrochent aux parois des artères et peuvent causer des blocages qui augmentent le risque de maladie cardiaque.

Les huiles raffinées comme l'huile de soja, qui est un ingrédient courant dans de nombreux aliments préemballés, sont riches en acides gras oméga-6. Comme vous l'avez déjà appris, manger trop d'acides gras oméga-6 peut contribuer à l'inflammation chronique, qui est liée à de nombreuses maladies et problèmes de santé.

Les meilleurs gras à consommer comprennent :

- Huile d'avocat
- Huile de coco
- Ghee
- Huile de chanvre
- Huile d'olive
- Huile de sésame

- Beurre non salé
- Huile de noix

Sucre

La plupart des problèmes de santé que l'on attribue souvent à la graisse sont en fait dus au sucre. Le sucre n'a aucun effet bénéfique sur la santé. Plus inquiétant encore que l'absence de valeur nutritive, le sucre contribue à l'inflammation chronique, augmente le risque de maladie cardiaque, déstabilise le taux de glycémie et nourrit les cellules cancéreuses. Manger trop de sucre peut aussi faciliter la prise de poids.

Les fabricants ont essayé de résoudre le problème du sucre en introduisant des édulcorants artificiels sur le marché, mais des études montrent que les personnes qui consomment des édulcorants artificiels ont un plus grand risque de diabète, de syndrome métabolique et de maladie cardiaque. Les édulcorants artificiels peuvent également déséquilibrer l'équilibre des bactéries dans votre intestin, causant des problèmes digestifs et systémiques. Les édulcorants artificiels ont même été associés au cancer et aux migraines chroniques. De plus, lorsque vous donnez à votre corps le goût sucré sans aucune calorie, cela peut entraîner des envies de sucre qui sont encore plus intenses.

Quelle que soit sa forme, le sucre doit être limité autant que possible. Cependant, il y a certains édulcorants qui sont meilleurs pour vous que d'autres. Les meilleurs choix incluent :

- Sucre de coco
- Sucre de dattes
- Érythritol
- Mélasse
- Fruit de moine

- Sucre de palme
- Sirop d'érable pur
- Miel brut
- Stévia

Bien que le stévia soit une plante et qu'il soit commercialisé sous forme naturelle, de nombreuses formes emballées sont hautement transformées lorsqu'elles sont à votre disposition. De plus, certains produits à base de stévia contiennent également des ingrédients ajoutés, comme les « arômes naturels », qui sont défavorables. Le terme arômes naturels n'est pas étroitement réglementé par la FDA, et les entreprises sont libres d'utiliser cette description même pour les additifs chimiques qui imitent les arômes naturels. Si vous choisissez d'utiliser le stévia, faites-le avec parcimonie et assurez-vous d'en choisir un qui est pur et biologique.

www.ingramcontent.com/pod-product-compliance
Lightning Source LLC
Chambersburg PA
CBHW071415210526
45465CB00001B/405